感染症の日本史

磯田道史

文春新書

1279

はじめに

西暦二〇二〇年、人類は、新型ウイルス感染症の危機に直面しました。我々は、生きていくために、また、社会を維持するために、どのような知恵を働かせるか、ウイルスや感染症について、これまで以上に、考えなくてはならなくなりました。

ウイルスは目に見えません。電子顕微鏡を使わない限り、直接には、目に見えないものに対処する必要に迫られているわけです。見えない、滅多にやってこなかったものに対峙するには、どうしても、知識が必要です。ウイルスや感染症が、どのようなものであるか。過去に、どのように人類とかかわってきたか。ウイルス学や免疫学、感染症史の書物で読むなどして、理解していなければ、健康にかかわり、生活に支障がでる時代に入りました。

歴史学というと、これまでは、政治史、経済史が中心とされてきました。学校の歴史教育で暗記させられる名前の多くは、王侯貴族や政治家や武将や軍人で、あとは宗教家や作家などの文化人や科学者のものです。要するに、教科書で教えられる歴史の主人公は、権力をもったり、人類の思想に影響を与えたりした「著名な人物」です。ウイルスや病気、患者になって死んだだけの「無名の人物」は全く登場しません。

みなさんのように、自分で書店に足を運んで、身銭を切って本を買い、大人になってからも、歴史を学んでおこうとする方は、この社会にとって貴重です。

なぜなら、著名な人物だけが出てくる教科書で教育され、その後、歴史を学ぶ機会のない方々がほとんどなので、今回のように、新型ウイルスのパンデミックが起こっても、思い浮かぶのは、せいぜい世界史で習った中世のペストの話ぐらいです。百年前に、世界はスペイン風邪（インフルエンザ）のパンデミックに襲われていますが、教科書の記述は、あっても薄いもので、ほとんど説明がなされていません。

こういう知識のままでは、事態に適切に対処できないのは明らかです。我々は、ほかの動物と違って、何世代も前の遠い昔にさかのぼって、過去の事例をレファレンス（参照）することができます。人々が、疫病（感染症の流行）のなかをどう生きたのか。どうやって命を守ってきたのか。それを検証すれば、より効果的な対処法を考えるヒントになるかもしれません。

ですから、現今は、歴史教科書には出てこない病気やウイルスや患者が主人公になった「歴史の書物」が書かれ、読まれることも、必要であろうと思います。人間は誰しも病気になります。当たり前ですが、死なない人はいません。であれば、健康や不健康の視点からみた歴史は、誰にとっても他人事ではなく、大切になります。

この本は「歴史学が世の中に何ができるか。歴史は現代の人々の役に立つのか」ということを考えるなかで、生まれたものです。なかでも、個々の人間がどのように病気になり、どういう場合に助かり、どういう場合に命を落としたか。そういう「患者史」の重要さを語るものです。ですから、天皇も総理大臣も文豪も、ただの患者として登場し、分析されます。疫病、今日でいう感染症は「人から人にうつる」ことからして、自動的に、人間集団の問題、社会学の問題になります。医学だけでは解答がでない問題を引き起こします。

しかも、感染症をおこす細菌やウイルスが根絶されるケースはむしろ稀です。過去に人類を襲ってきた細菌や、類似のウイルスが、くりかえし同じように襲ってきます。過去と同類のものが、また反復的に襲ってくるのですから、それへの対処には必然的に歴史が必要になります。感染経路、感染条件、衛生状態などの違いはあっても、以前に襲ってきたときの様子を知っておくと、似たことがまた起きる場合もあって、感染症を生き延びるうえで、役に立つからです。

また、感染のなかに放り込まれたときの、本能的な人間心理は、時代が変わっても、変わらない面があります。病気にともなう「差別」や「恐怖心」については、いつまでたっても、人間は同じようなところがあります。我々は、病気について成功体験だけでなく、失敗体験もたくさんもっています。ひどい差別をしてしまったり、誤った療法にこだわってしまったりです。その反対に、見事に成功してワクチンを開発して、ウイルス側をやりこめたこともあります。その歴史的経験の蓄積を知れば、病気に対して「よりよく生きる」ことができるかもしれません。

そのような歴史書を後世に遺したいと思い、私は、本書に取り組みました。今回の新型コロナウイルスでは、二〇二〇年九月現在、日本では、抗ウイルス剤が一種類、対症療法の薬剤が一種類、承認されているだけです。ワクチンも特効薬も開発されていない状況です。未知の感染症のパンデミックに、十全な薬剤や療法なしに襲われている点では、ある意味、近代以前にも似た未知の状況に置かれています。

この場合、歴史を振り返ることも有効ではないでしょうか。歴史には人類の失敗もあり、対応の不備もあります。歴史で、前の車の転覆を知って、その失敗を避けることも必要です。また、過去をみれば、現代でも通用する知恵が出てくるかもしれません。加えて、現代には、かつてないほど発達した科学があります。しかし、科学が発達していればこそ、それが生み出す産物＝ワクチンの安全性・副作用の問題などもおきてきます。

感染症、とりわけ、その世界的流行であるパンデミックの対策には、「総合的な知性」が必要になります。あらゆる問題を引き起こし、世界すべてを巻き込む社会現象になるからです。医学やウイルス学・細菌学などの自然科学だけでなく、政策学や経済学、社会学、心理学や歴史学を含んだ総合的な発想です。感染症について考えようとすると、医療分野はもちろん、経済、公的機関の役割、リーダーシップ、個人と社会の関係、働き方、家族のあり方、衛生に対する考え方、日常の過ごし方、心のケア、文化など、あらゆる分野のあり方が問われます。

こういった「総合的な知性」からの発想が要る問題には、長く、幅広く、時間軸で物事を捉える歴史学が最も威力を発揮します。

本書には、有史以前から、百年前のスペイン・インフルエンザ（俗にいうスペイン風邪）のパンデミックまで、さまざまな感染症の史実をちりばめました。私も、読者の皆様も、コロナなどの感染症とともに生きなくてはならなくなりました。そんな時代に、この本が、何かの参考になればと思います。

感染症の日本史◎目次

本書は『文藝春秋』二〇二〇年五月号～十月号に掲載された「感染症の日本史」、「わが師・速水融が変えた『江戸』の貌」（『文藝春秋』二〇二〇年二月号）に、大幅に加筆、再構成をおこなったものです。第四章「はしかが歴史を動かした」、第六章「患者史のすすめ——京都女学生の『感染日記』」、第八章「文学者たちのスペイン風邪」は本書のための書き下ろしです。

第一章　人類史上最大の脅威

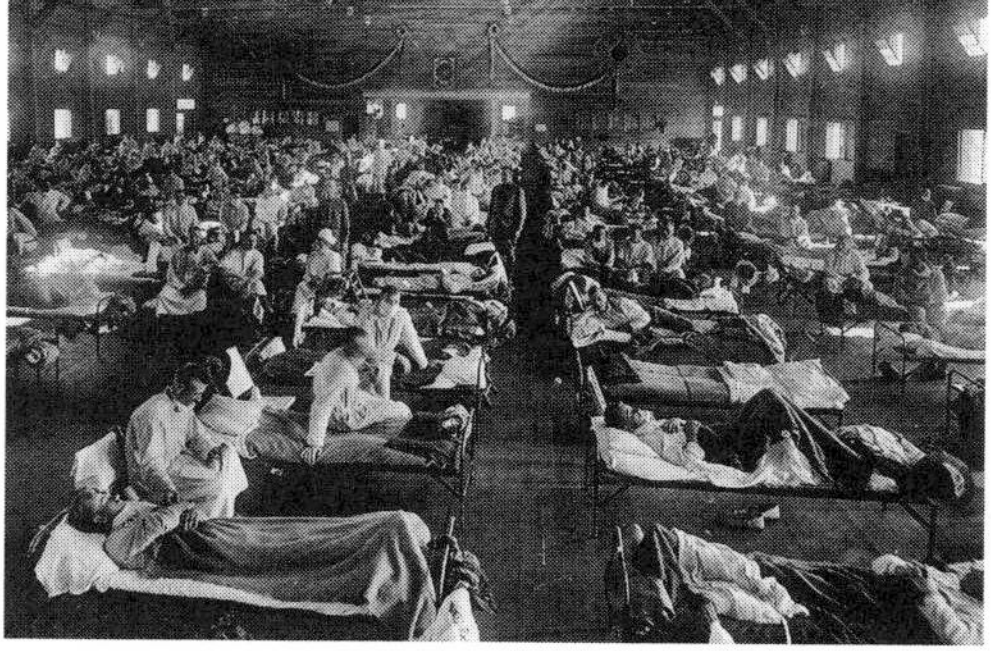

スペイン風邪に罹患した米軍兵士
（National Museum of Health and Medicine）

確実にやってくる危機

歴史上、人類が直面してきた最大の脅威とは何でしょうか。多くの人々が命を落とす点では、戦争、地震や洪水などの自然災害、そして何より、感染症です。

このうち、最も確実にやってきて、最も多くの死者を出してきたのが「ウイルスによるパンデミック」です。

『感染症の世界史』（角川ソフィア文庫）の著者で、元東大教授、環境ジャーナリストの石弘之氏は、たまたま私の義理の伯父にあたります。その石氏と「ウイルスのパンデミック」、「火山の破局噴火」、「津波」の三大危機のなかで、どれが最も警戒すべきかと話し合ったことがありますが、二人の結論はともに「パンデミック」でした。

「火山の破局噴火」の破壊力はすさまじく、九州一円を焼いてしまうほどの範囲に及びます。しかし、その頻度はというと、火山国の日本でも一万年に一回程度。最後に確認されているのは、約七千三百年前、鹿児島の大隅海峡での鬼界カルデラになります。百年生きるなら、遭遇する確率は「一〇〇分の一」になります。

「津波」は百年に約一回襲ってきて、被害想定で三十二万人以上が亡くなることが試算されています。

それらに対し「ウイルスのパンデミック」は、より頻繁に発生しています。二十世紀以降に限っても、一九一八年に流行が始まった「スペイン風邪」、一九五七年の「アジア風邪」、一九六八年の「香港風邪」、二〇〇九年の新型インフルエンザ、そして今回の新型コロナウイルスと、数十年に一度の頻度で世界中に広がる感染症の大流行が起きています。さらにエイズやエボラ出血熱、SARS、MERSなどを加えると、人類はいまなおウイルスの脅威にさらされ続けているといえるでしょう。さらに死者の数も莫大なものになります。「アジア風邪」は約百万人、「香港風邪」は約七十五万人、比較的被害が軽かったとされる二〇〇九年の新型インフルエンザでも約一万八千五百人の死者を出しました。

なかでも突出しているのが、今から百年前に起きた「スペイン風邪」（新型インフルエンザ）でした。『感染症の世界史』によると、〈当時の世界人口は約一八億人だが、少なくともその半数から三分の一が感染し、死亡率は地域によって一〇～二〇％になり、世界人口の三～五％が死亡した〉と推定されます。全世界で五千万人以上もの人々が命を落としたのです。

このスペイン風邪の流行は、第一次世界大戦の後半と重なります。それまで人類が経験したことのない大規模な総力戦となった、この大戦での戦死者はおよそ一千万人とされていますが、それをはるかに上回る人々が、ウイルスによって亡くなっているのです。

今回の新型コロナウイルスによる死者は、すでに八十万人を超えています（二〇二〇年八月末現在）。しかも、日々刻々と事態が変わり、予断を許さない状況が続いています。しかし、だからこそ一歩引いて、「文明の歴史」といった視点から物事を大観する必要もあると考えます。先にもみたように、新しい感染症は幾度も人類を襲ってきました。「歴史」を参照すれば、教訓が得られ、取るべき対策の知恵も出るかもしれません。

また、私の恩師で、日本を代表する歴史人口学者だった速水融《あきら》先生も、「我々日本社会を襲うリスクのなかで、ウイルスのパンデミックが最も恐ろしい」と語っていました。速水先生のことは第九章で詳しく述べますが、人の生き死にという最も根本的なテーマに着目したのが、速水先生の歴史人口学だったのです。速水先生には『日本を襲ったスペイン・インフルエンザ』（藤原書店）という著作がありますが、いまのパンデミックにも示《し》唆《さ》に富む基本図書といえるでしょう。

その意味では、マイクロソフト創業者のビル・ゲイツが早くからアフリカなどでのエイズやマラリア、結核といった感染症に注目し、その対策に莫大な資産を投じてきたのは、まさに炯眼《けいがん》といえるでしょう。パンデミックに他人事はなく、アフリカの不幸が全人類の不幸になるのは、エイズ蔓延《まんえん》で経験済みです。

牧畜の開始とコロナウイルス

そもそも「コロナウイルスの歴史」はいつ始まったのでしょうか。

今回の「新型ウイルス」は、「ヒト型コロナウイルス」の一つです。最近まで四種類しかヒトに感染しなかったのに、SARSやMERSが加わりました。そこに新たに今回の「新型ウイルス」が加わって、七種類になりました。

石弘之氏によれば、六つのウイルスの遺伝子を解析すると、ヒト型コロナウイルスが初めて出現したのは、およそ紀元前八〇〇〇年頃という説が有力です。

その時代、何が起きたのかといえば、「農耕革命」と「定住化」が起こり、西アジアで、羊、山羊、豚の「飼育」が始まったのです。

コロナウイルスは、インフルエンザと同様に、野生動物の世界で流行していたのが、ヒトの世界でも流行するようになった「人獣共通感染症」です。今回の新型ウイルスと近縁ウイルスであるＳＡＲＳやＭＥＲＳは、多くの動物で感染が確認されていますが、もともとの由来はコウモリだと考えられています。つまり、「ヒトと動物との濃密な接触」から出現したウイルスで、この感染症は、「牧畜」の開始とともに始まったのです。

これに関連して、幼少期に読んだ本を思い出します。

愛媛県の上黒岩に「岩陰遺跡」という縄文早期の遺跡があり、手で握れる石の表面に女神像を刻んだ「線刻礫《せんこくれき》」が発見されています。医療のない時代に、女性のもつ生のエネルギーに祈りを込めたのでしょう。私が読んだ児童書には、病気に罹《かか》った縄文人の子供が女神像の石を握って祈るシーンが描かれていました。一万年以上前のことです。西アジアに出現したコロナ風邪が、縄文早期の縄文人も襲ったのかもしれないと想像します。いずれにせよ、感染症が信仰の誕生と進化に与えた影響はかなり大きかったはずです。

歴史を振り返ると、何らかの「社会的・技術的・経済的な革命」のたびに、人類は感染症に襲われています。

中世ヨーロッパでのペストの大流行も、背景に「中世農業革命」がありました。製鉄が盛んになって農具や水車が普及し、食糧が充実したので、英国、ドイツ、フランスを中心に人口が急増しました。食料が余れば、都市が大きくなります。都市にはネズミの餌になるフンやゴミがいっぱい。乱開発で天敵のタカ・キツネ・狼も減っているのですから、ネズミが人間の近くで大発生し、ペストを媒介するのは、理の当然でした。

長い人類史からすれば、感染症の危機は新しいものです。人口密度が低く小さな集団で生活していた狩猟採集の時代は、感染症流行の範囲もスピードも抑えられていたはずです。ところが、「牧畜」でヒトと動物との接触が増え、「農業」の開始によって「定住化」が進んで「都市」ができると、結核、コレラ、天然痘、マラリア、ペスト、インフルエンザなど感染症の大流行が頻繁に起こるようになりました。

さらに大航海時代のように、「ヒトの移動」が激しくなると、感染症も、大陸横断的に猛威を振るうようになります。災害や戦争よりも感染症が世界人類に大量死をもたらす段階です。

ペリー艦隊が運んできた感染症

大航海時代に日本に到来したのは、「火縄銃」や「キリスト教」だけではありません。「性感染症」もヨーロッパから入ってきました。

豊臣秀吉が朝鮮へ攻め込もうと日本中の軍勢を肥前名護屋城に集めた時、「肥前わずらい」という性感染症が流行《はや》り、全国に広がりました。これは梅毒で、気の毒なことに、家康の子・結城秀康（福井藩主）も感染しました。家康が「鼻の形もかわることなきか」と尋ねると、秀康は〈鼻の損じたるを隠さんための張付薬〉を装着していました（『岩淵夜話別集』）。健康上の理由もあり、弟の秀忠が二代将軍になったといわれます。

近世前期の日本人の遺骨を調べると、男性の約三分の二、女性でも三分の一に梅毒の痕跡がみられるそうです。この猛烈な梅毒の蔓延から生き残った者の子孫が今の日本人です。

その後の「鎖国」は、感染症流行に一定の抑止効果をもったはずです。ただ、その鎖国下でも、「天然痘」や「コレラ」などが侵入してきました。今から約二百年前の文政五（一八二二）年、コレラの世界的な大流行が日本をも襲いました。原因不明の伝染病が九州から広がり、その後、オランダ商人が持ち込んだことが分かり、音訳して「酷烈辣《これら》」「狐狼狸《ころり》」などと称されました。

今回の新型コロナも、海外からの帰国者の多い東京で感染者が多く報告されていますが、この時代は、外の世界との窓口だった長崎が〝感染症の玄関口〟にもなりました。京都府立大の東昇氏の研究『近代の村と地域情報』(吉川弘文館)によれば、長崎に近い天草の高浜村では、村人が「隔離小屋」を設けたようで、私も昔、東氏とこの村を調査したことがあります。

文政の流行から三十六年後、安政五(一八五八)年に、コレラが再び日本を襲いました。この時も長崎に寄港した「ペリー艦隊」から感染が広がっていて、石弘之氏はこう述べています。

〈一八五八年には、ペリー艦隊の一隻のミシシッピ号にコレラに感染した乗組員がいたため、長崎に寄港したときにコレラが発生した。八月には江戸に飛び火して三万人とも二六万人ともいわれる死者が出た。その後三年間にわたって流行した。その怨みは黒船や異国人に向けられ、開国が感染症を招いたとして攘夷思想が高まる一因になった〉(『感染症の世界史』)

攘夷思想の背景には「西洋＝病原菌」とみる状況があり、これが日本史を動かすエネルギーになった面があります。

この時、コレラと闘った幕末の蘭学医たちの気概には頭が下がります。洋学塾を開き、天然痘予防に貢献した緒方洪庵は、「事に臨んで賤丈夫《せんじょうふ》となるなかれ」と弟子たちを鼓舞。弟子たちは往診に奔走、死者も出ました。洪庵のもとには、「誰々が討ち死」という手紙が来ました。

感染爆発時に、医者は、最前線に立たされます。火事の時に消防車が危ないからと出動しないことはありません。それと同じで医者は医師法十九条の「正当な事由」がなければ診療拒否ができません。しかし、現在、発熱だけで診療拒否したり患者をたらい回しにしたとの報道もあります。新型コロナの流行で「東京帰りというと、高熱の患者が複数の病院で診療を断られた」という話を、私も、直接、聞きました。

医者を非難するだけでは解決になりません。緒方洪庵の弟子たちの奮闘から得られる教訓があります。「プライマリケアの防護」、最初に診察する医療者の防護が重要です。防護服やN95マスクなど医療資源を適切に配分して医療者と病院を守る策を立てねば、「医療崩壊」が起きます。

イタリアでは、こうした防護が不充分で、多くの医療関係者が感染し、病院が流行の拠点となり、「医療崩壊」が起きて、多くの死者が出てしまいました。これを防ぐには、「清潔エリア」と「不潔エリア」の区別（病院のゾーニング）が不可欠です。病院経営者も、積極的に防護対策を打たねばなりません。

明治政府の自粛要請

「西洋＝病原菌」という攘夷運動から生まれた明治政府も、早速、感染症の脅威に晒《さら》されました。「牛疫」という家畜伝染病です。

ただこの時、最初に警鐘を鳴らしてくれたのは、駐上海の米国領事です。明治四（一八七一）年に、「シベリア海岸で牛疫が流行している。これはヨーロッパで大きな被害をもたらした伝染病で、日本に侵入すると日本中の家畜の死亡もありうる。日本政府に知らせてほしい」といった内容の手紙を駐日公使宛に送っています。

これを受けて、明治政府は「太政官布告」を出しました。

「生きた動物や皮革の輸入を禁止し、牛疫に感染したとおぼしき牛がいたら、すぐ撃ち殺して、火中に投じ焼却せよ」

さらに明治新政府は、港では〈厳に入船を改め〉、船中に病人がいれば〈医官改めの上、其《その》病にあらざれば上陸を免ず〉、病気でないことを医官が確認した上でないと上陸させないとしたのです。これが検疫のはじめになります。

実は、この「牛疫」は、ヒトには感染しないのですが、この「太政官布告」は、国民の生活の細部に立ち入るもので、結果的に、「近代的な感染症対策」の先駆けとなりました。今でいえば「国民への生活面での自粛要請」です。まず体や衣服を清潔に保つこと、掃除をすること、〈天気よき日には〉窓を開けて換気をすることを、国家が要請したのです。

さらにすごいのは以下の布告です。

〈酒家は絶《たっ》て禁ずるには及ばざれども、暴飲すべからず、かつ房事を節すべし〉。酒を断てとまでは言わないが、暴飲は慎め、というわけです。さらに「房事」すなわちセックスも「節制せよ、回数を減らせ」とまで踏み込んでいます。疲れてしまうと病気に対する抵抗力が落ちるからでしょう。現代ならばプライバシーの侵害となるかもしれません。しかし、感染症の流行を抑え込むためには、家事、ねやごとにまで介入するという明治政府のリアリズムを、ここにみることができます。

死亡率があらわす「格差」

そして今から百年前の一九一八～一九二〇年、全世界で大流行した「スペイン風邪」が日本をも襲いました。今回の新型コロナウイルスを考える上で、スペイン風邪は、最も重要な〝参照例〟になるでしょう。

ただ、「教訓」にもなれば、「バイアス」にもなります。百年前と現在との違いもあるからです。

現在、大型ジェット旅客機で地球が一つになっています。今日《こんにち》、所得の向上で、日本に旅行できる中国人の潜在数は一億五千万人はいます。十年ほどで、四億人の中国人が海外旅行をできるようになるといわれています。

日本への海外からの観光客数は、現在、年間で三千万人程度ですが、十年後には、日本の総人口一億二千万人を超える可能性もあります。「交流人口」が「定住人口」を超えるような事態です。感染症大流行のリスクもそれだけ高まるということです。

「交流人口」が現在と比べて桁外れに少なかった百年前の「スペイン風邪」でも、その被害は凄まじいものでした。

速水先生が各種統計を整理したところ、死者数は、「日本内地」で四十五万人（人口の〇・八％）、「樺太」で三千八百人（人口の三・五％）、「朝鮮」で二十三万人（人口の一・四％）、「台湾」で四万九千人（人口の一・三％）にものぼります。日本本土だけで四十五万人、「外地」を含めると、七十四万人もの死者が出ているのです。

N・ジョンソン『英国と一九一八―一九年インフルエンザ・パンデミック』という本では、「超過死亡」（過去の統計から推計される死亡の増加）を調べて、スペイン風邪の世界の死者数・死亡率の国別の推計を行っています。速水融「スペイン・インフルエンザは何を遺したか」（岡田晴恵編『強毒性新型インフルエンザの脅威』〔藤原書店、二〇〇六年〕所収）が、その数表を翻訳・引用しています。これによれば、世界で死亡率が低めであったのが、オーストリアで〇・三〇％です。ドイツ〇・三八％、イングランドは〇・五八％、フランスは〇・七三％、イタリア一・〇七％とされています。さすがにドイツは医学も発達していて低めです。ジョンソンは日本の死亡率を〇・七〇％と推計しています。米国は日本なみの〇・六五％、カナダは〇・六一％、ブラジルは〇・六八％でした。

アジア・アフリカは推計値ではありますが、スペイン風邪が甚大な被害をもたらしていたおそれがあります。中国は〇・八四〜二・〇一％、インドネシアが三・〇四％、インドはなんと人口の六・〇五％を失った可能性が指摘されています。アフリカも死亡率が高めでケニアが五・七八％、ナイジェリアが二・四％、エジプトが一・〇七％でした。オセアニアでは、オーストラリアが〇・二七％とされています。ニュージーランドについては「白人（ヨーロッパ系）」が〇・五八％、「先住民」が四・二四％と格差があったことも指摘されています。

百年前は、今日よりも、国別・人種別の医療事情・生活状態の格差が大きく、死亡率に大きな差が生じていたことが推測されます。当時、欧米や日本は死亡率が総人口の一％以下に収まっていますが、そのほかの国々は一％を超えてインドのように六％にいたったとされているのです。

スペイン風邪は波状的に襲ってきた

被害規模だけでなく、さらに重要なのは、スペイン風邪の波は、「三波」あったことです。速水先生はこう述べています。

〈「スペイン・インフルエンザ」は日本に三回やってきた。

第一波は大正七（一九一八）年五月から七月で、高熱で寝込む者は何人かいたが、死者を出すには至らなかった。これを「春の先触れ」と呼んでいる。

第二波は、大正七（一九一八）年一〇月から翌年五月ころまでで、二六・六万人の死亡者を出した。これを「前流行」と呼んでいる。大正七年一一月は最も猛威を振るい、学校の休校、交通・通信に障害が出た。死者は、翌年一月に集中し、火葬場が大混雑になるほどであった。

第三波〔後流行〕は、大正八（一九一九）年一二月から翌年五月ころまでで、死者は一八・七万人である。

「前流行」では、死亡率は相対的に低かったが、多数の罹患者が出たので、死亡数は多かった。「後流行」では罹患者は少なかったが、その五パーセントが死亡した。

このように、インフルエンザは決して一年で終わらず、流行を繰り返し、その内容を変えている〉（「『スペイン・インフルエンザ』から何を学ぶか」『機』二〇〇六年二月号）

ここから得られる教訓は、今回の新型コロナの流行も、仮に一旦収束しても、年単位で再流行するなどの可能性があり、ウイルスの変異で毒性が高まることもありうる、ということです。次の波に備え、ワクチン研究が不可欠です。

行動規制をせず被害が拡大

速水先生が必死に集めた当時の新聞記事を見ると、政府もメディアも、早期から「特別な伝染病である」とは警告してはおらず、これが感染と被害の拡大につながった可能性があります。これはスペイン風邪から得られる大きな教訓です。

二〇二〇年の大相撲の春場所は「無観客」で行われましたが、〈大正七（一九一八）年五月の東京夏場所は、流行性感冒〔スペイン風邪の当時の呼称〕による休場者が相次ぎ、「角力風邪」という言葉が生まれたほど〉（『日本を襲ったスペイン・インフルエンザ』）でした。これに先立つ四月には、日本統治下の台湾で巡業があり、力士三名が命を落とし、ほか数名が入院するという事件も起きています。相撲部屋で感染が広がったのですが、百年前のスペイン風邪の時は、相撲に限らず、集会やイベントの制限は、ほぼ何もなされていません。

こうした政府の無策を、与謝野晶子は「感冒の床から」（『横浜貿易新報』一九一八年十一月十日付）という文章で批判しています。当時、晶子の家には十一人の子どもがいましたが、その一人が学校でスペイン風邪にかかり、次々に感染して、みな床に伏せってしまいます。

〈盗人を見てから縄をなうというような日本人の便宜主義がこういう場合にも目に付きます。どの幼稚園も、どの小学や女学校も、生徒が七八分通り風邪に罹ってしまって後に、ようやく相談会などを開いて幾日かの休校を決しました〉〈政府はなぜいち早くこの危険を防止するために、大呉服店、学校、興行物、大工場、大展覧会等、多くの人間の密集する場所の一時的休業を命じなかったのでしょうか。そのくせ警視庁の衛生係は新聞を介して、なるべくこの際多人数の集まる場所へ行かぬがよいと警告し、学校医もまた同様の事を子供達に注意しているのです。社会的施設に統一と徹底との欠けているために、国民はどんなに多くの避けらるべき、禍《わざわい》を避けずにいるか知れません〉（引用中、一部仮名遣いなど改めた。以下同）

当時から対応が後手に回ることへの批判があったわけです。

今回の自粛要請に関して「劇場の閉鎖は演劇の死」という発言もありましたが、スペイン風邪の最初の著名人の犠牲者は、劇作家・演出家の島村抱月でした。彼の死によって世間にも「今回の伝染病は大変だ」と広く知られました。史実では「演劇の死」よりまず「演劇人の死」だったのです。今回は悲しいことに志村けんさんでした。

ヒト―ヒト感染を始めた新型ウイルスの場合、「一人の感染者」は〝蛇口〟の開口を意味します。迷わず、この蛇口を閉じる策を打たなければなりません。五輪や要人訪問や観光利益と無関係に瞬時に交通を遮断するのが正解です。長期的にはそれが政治も経済も被害が少ないのです。

公衆衛生学者の岡田晴恵さんが指摘されていますが（「致死率2％でも『医療崩壊』最悪のシナリオ」『文藝春秋』二〇二〇年四月号）、スペイン風邪の際、学校、劇場、教会、大型販売店、娯楽施設などを閉鎖し、葬儀や結婚式も禁止し、いち早く集会規制と行動規制を行った米国のセントルイス市と、後手に回ったフィラデルフィア市では、死亡率に大差が出ました。セントルイスは死者を半減できたのです。この教訓からすると、外出・集会の自粛は、経済的に苦しくても感染拡大を抑えるには効果があります。

感染症の流行拠点になるのは、病院、学校、鉄道、船、軍隊など、人が「密集」「移動」するところです。百年前は連絡船の港＝青森と貿易船の港＝神戸でした。現代では空港や駅の乗降客の多い東京が危ないのです。

新型コロナでも、鉄道職員やバス運転手の感染がいち早く報告されましたが、スペイン風邪の時も同様です。まず兵士、学生、郵便局員、鉄道員、船員から感染しています。当時の記事には「鉄道沿線各地に流行」とあり、人の移動とともに流行が広がったことが分かります。思い切って移動を遮断すること。これが長期的には最も国益にかなう、というのが教訓です。

海上のクラスター 軍艦「矢矧」事件

また、船内で感染を止めるのは特に難しいという百年前の教訓もあります。速水先生は、軍艦「矢矧《やはぎ》」の日誌を詳しく取り上げています。

「矢矧」は呉を母港とする軽巡洋艦で、大正七（一九一八）年十一月、日本に帰る前にシンガポールに寄港しました。艦長は、当初、「流行性感冒」を警戒し、上陸を認めていなかったのですが、乗組員の士気低下を恐れたのか、条件付きで上陸を許可したところ、ウイルスが持ち込まれ、閉鎖空間である艦内で爆発的な感染が起こり、乗員四百六十九名のうち四十八名が死にました（死亡率一〇％）。

ただ、不幸中の幸いだったのは、本来の「矢矧」乗組員のほかに、巡洋艦「明石」の乗組員がシンガポールから乗り合わせていたことです。地中海方面に派遣されていた彼らは、すでにスペイン風邪に罹患していて、「矢矧」の乗組員が次々に倒れ、「機関停止漂泊寸前」の時に、「矢矧」の航行を支えたのです。一度かかると免疫が獲得されることも、この事件は教えてくれました。

当時の軍隊と違い、今の自衛隊は、感染症対策が行き届いているようです。新型コロナの感染者が出たクルーズ船で、軽装備で船内に入った厚生労働省の職員は感染しました。感染症の担当省庁が職員を守れなかったのは残念で、省幹部の指揮に問題があります。一方、陸上自衛隊は見事で、防護策を徹底し、少なくとも第一波では、公務中に一人の感染者も出していません。感染症対策のノウハウを他の省庁とも共有してもらいたいものです。感染症は省庁縦割りの姿もあらわにします。

もう一つ、百年前と比べて有利なのは、感染症に関して国民の意識が高いことです。スペイン風邪の時とは違って「集会・外出規制」が、比較的スムーズになされています。しかも欧州各国のような「強制措置」ではなく「要請→自粛」という形です。「行政からのお願い」と「国民の自主規制」。法律家からは「法的根拠が曖昧」との批判もありますが、柔軟性もあります。この方式の吉凶はまだわかりません。衛生政策で有名な後藤新平は、「寝覚めよき事こそなさめ、世の人の、良しと悪《あ》しとは言ふに任せて」と詠みました。私はこの文章を書くときに、部屋にこの後藤の歌の掛軸を懸けていました。緊急時のリーダーは、世評は放置し、仁慈・良心に従って断行する必要があります。

感染症に強いゾーニング文化

日本が欧米より流行速度が遅いのは、「ファクターX」などの未知の要因も研究されるべきですが、日本人の生活習慣も一因でしょう。我々は、手洗い、うがいをし、毎日、風呂で髪を洗います。マスクも着用します。単体のウイルスは微細でマスクを通り抜ける大きさですが、微量なら、人体は自然免疫でやっつけます。自分の咳を飛ばさず、他人のウイルス飛沫の大きな塊をカットするのでマスクは有効です。

我々は「お辞儀の文化」で、「キス文化」も「ハグ文化」もありません。イランやイタリアより宗教施設で集《つど》う頻度が低いのも有利です。土足で家に上がるのが西洋の文化ですが、日本人は玄関に靴を脱ぎ、コートも大抵は入り口にかけ、念入りな人は、スプレーを噴霧してアルコール除菌をします。さらに手・ドアノブ・照明のスイッチ・便座・テーブル・携帯電話・紙幣の消毒をやれば、感染防止効果は大きいはずです。

こうした生活習慣は、古くからの日本文化に根づいています。手洗いをする「禊《みそ》ぎの文化」と「内と外」を峻別する「ゾーニング文化」です。「外」を汚い空間と考え、「内(家)」を清浄な空間と考えます。これが感染抑止に効いているのかもしれません。

こうした文化を極限まで推し進めたのが、江戸時代までの宮中です。

宮中では、「宿紙《しゆくし》」という薄墨色の再生紙が使われました。一度、外に出ると、汚れた外の空気に触れるので、反故《ほご》紙が宮中で何度も漉《す》き直されて使われたのです。

これは「次《つぎ》」と「清《きよ》」の文化にも通じます。紙でも床に落としてしまうと穢《けが》れ、「お次にしてしまった」と言う。頭部が「清」で足元が「次」。床に落ちたものを頭に被るのを忌避します。体の部位も〝ゾーニング〟がされているわけです。

昔の高級布団は片側の隅にフサがついていましたが、これは頭の方の印で、私の祖母などはうるさくいいました。当時は、迷信のように思っていましたが、こうした「清」と「次」の文化も馬鹿にできません。

後に撤回されましたが、当初、英国が採ろうとした「集団免疫」政策はいけません。国民の過半が免疫を持つまで感染拡大を放置するに近い政策です。武漢でも市民の公式感染率は低く、一％。国民の過半が免疫を獲得する前提も危うい。新型コロナは高齢者の致死率が高いので、六十五歳以上が約三割（約三千五百万人）の日本では、特に老人の多死を意味する政策はとれません。

「封じ込め」は効果がないという意見もありますが、古来からの文化に根づいた「国民の高い衛生防護力」を背景に、我々は感染速度をゆっくりにさせる「遅滞作戦」を取り続ける必要があります。早ければ二〇二一年には、有効なワクチンという援軍が来るかもしれません。まずはそれまでの辛抱です。

新型コロナウイルスは、インフルエンザに比べ、体外で割合しぶとく生き残るうえ、体内での増殖の速度はゆっくりで、潜伏期間が長いので、クラスターを追跡する時間的余裕が比較的あります。PCR検査よりも簡単に検査できるキットがクラボウから発売されました。まず簡易検査キットでスクリーニングしてPCR検査数を調整し、素早く重症化リスクの高い患者を見分け、院内感染対策をした病院で早期治療するのです。素早い検査と院内感染対策がなければ、致死率も二次感染も減らせません。

新しい「国防」とは？

「日本を守る」というとき、「仮想敵」が日本に軍事攻撃してくる確率より、パンデミックで国民の命が奪われる確率の方がはるかに高い。この現実を政治が直視し、ソフトとハードの備えを行うべきです。

今回のパンデミックでは、まずマスクが不足しました。八割が中国輸入だったためで、医療現場は大変です。N95という高性能マスクでも、価格は五枚入りで千円程度。全国民分用意しても千二百億円。さすがに中止になったイージス・アショア二基で六千億円、F35戦闘機百機の導入に一兆円以上を費やすことを今は批判しませんが、ずっと安い買い物です。国民のマスクを全備するような二十一世紀型の新しい「国防」を構想する必要があります。防衛する対象への認識を変えなくてはなりません。

どこの国でも、防衛力は旧来通り、国境と国家機能を防護するように設計されています。想定する敵も敵性国家やテロリストで、これは「国家」安全保障です。しかし、今回、これだけでは、国民も国家の経済も守れませんでした。世界最強の軍事力をもっていた国も、国民の死者を減らせず、第二次大戦後に戦ったどんな戦争の戦死者よりも、多くの病死者をだしてしまいました。そこで、これからの防衛力は、防護対象の想定を「個々の国民」におく必要があります。「国民」安全保障の発想です。想定する相手も、ウイルスや細菌、火山に暴れ河川など、自然物を含みます。個々の国民の生命を防護する計画と装備の充実がなされなくてはなりません。

新型コロナウイルス感染症の蔓延で、はっきり、わかったことがあります。

今世紀の真の最大脅威は、「敵の国」よりも「ウイルス」だということです。速水先生は、『日本を襲ったスペイン・インフルエンザ』に「人類とウイルスの第一次世界戦争」という副題を付けていますが、前にも触れたように、第一次世界大戦のような大戦争でさえ、「ウイルス」の被害にははるかに及ばない。実に戦争の五倍（五千万人以上）もの人命をウイルスが奪ったわけです。

ですから、世界の指導者に自覚をうながしたいのです。「人類の敵は人類ではない」と。軍事費を互いに削減し、「ウイルスという人類共通の相手」を封じるため、手をたずさえる方向に向かっていってもらいたいと、心から願います。

第二章　日本史のなかの感染症

――世界一の「衛生観念」のルーツ

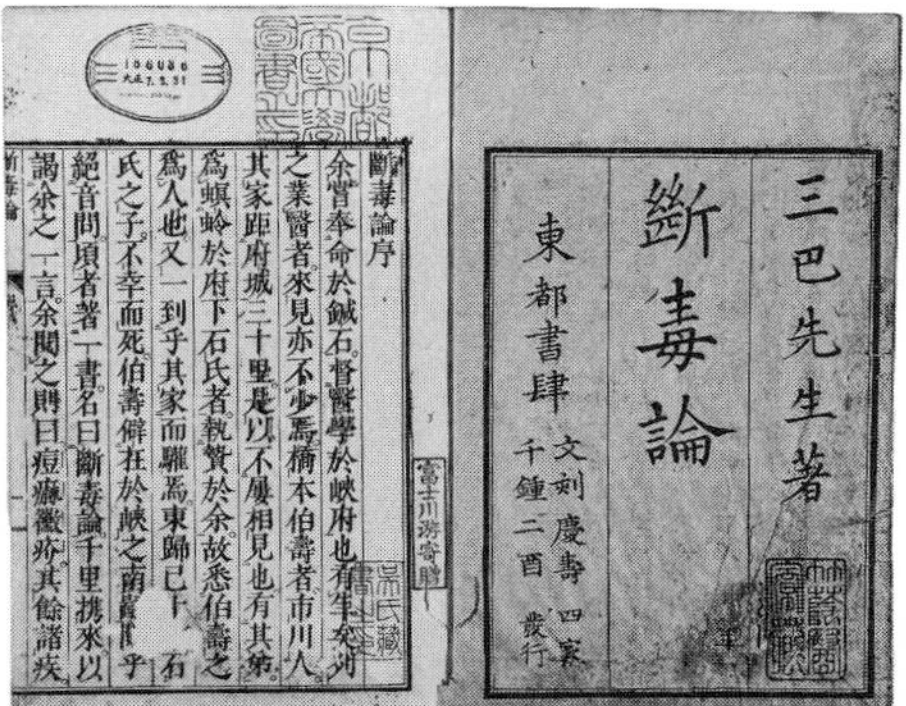

三巴先生著
斷毒論
東都書肆　文刻　慶壽　千鍾　二酉　四家　發行

斷毒論序
余嘗奉命於鍼石督醫學於峽府也有年矣州
之業醫者來見亦不少焉橋本伯壽者市川人
其家距府城三十里是以不屢相見也有其弟
爲螟蛉於府下石氏者執贄於余故悉伯壽之
爲人也又一到乎其家而驩焉東歸已十 石
氏之子不幸而死伯壽僻在於峽之南 乎
絕音問頃者著一書名曰斷毒論千里携來以
謁余之一言余閲之則曰痘痲黴疥其餘諸疾

橋本伯寿『断毒論』（京都大学附属図書館所蔵）

「最初の天皇」と疫病

実は、この国の天皇の王権も、伊勢の祭祀も、そのはじまりには疫病がありました。

今日《こんにち》、この国の人々は高い衛生観念をもっています。今回、新型コロナの波を乗り切るにあたっても、その力が大きく働きました。この不思議な国民の衛生コンピテンシー（行動特性）は、いかに培《つちか》われてきたのか、歴史をさかのぼって考えておく必要があります。

千七百年前から話をはじめます。「実在した可能性がある最初の天皇」は、神武天皇から十代目の崇神天皇とされます。東大古代史の重鎮で、戦後の歴史教科書を編んだ井上光貞も、その立場です（『日本の歴史1　神話から歴史へ』中公文庫）。はじめて国を治めた天皇〈はつくにしらす・すめらみこと（始馭天下之天皇・御肇国天皇）〉と、『日本書紀』に記されているのは、神武天皇と崇神天皇（第十代）の二人ですが、神武天皇陵は江戸時代に築造整備されたもの。一方、崇神天皇陵は西暦三〇〇～三五〇年頃の考古学的にも古い古墳（行燈山古墳《あんどんやま》）がちゃんと存在しています。

この崇神天皇の即位五年目に、とんでもない疫病が日本を襲いました。実は、この疫病をおさめる過程で、大和国三輪山のふもとに、今日学界で「三輪王権」とよばれる最初の王権が生じているのです。

『日本書紀』の記述を読んでみましょう。（「　」内は現代語に改めました）

「国内に疫病が多く、民に死亡者があり、その数は大半《なかばすぎ》」。なんと、国民の大半が疫病で死んだ、とあります。翌年の崇神天皇六年には、「百姓は流離し、叛《そむ》く者もある勢いで、徳では治め難く」なりました。そこで、天皇は朝な夕な神に謝罪し祈りました。「天照大《あまてらすおお》神《みかみ》・倭大国魂《やまとのおおくにたま》の二神を御殿内にまつっていたが、天皇は神の勢いを畏《おそ》れ、共に住まうのは不安」になった。それで、天照大神を娘に託して、御殿の外の笠縫邑《かさぬいのむら》にまつったのです。これが「皇居外に皇女（斎宮）が仕えて天照大神をまつる」伊勢祭祀の原点となりました。

しかし、これで疫病は消えませんでした。天皇は悩みます。すると、三輪山の神「大物《おおもの》主《ぬし》」が、神明《かみ》倭迹迹《やまととと》日《び》百襲姫命《ももそひめのみこと》にのりうつって、お告げを伝え、天皇の夢枕にも立ちました。「自分の子孫の大田田根子《おおたたねこ》に我をまつらせよ。国は平らかになる」。そうしてようやく疫病は終息しました。しばしば「卑弥呼の墓」といわれる箸墓《はしはか》古墳は、この倭迹迹日百襲姫命の陵墓に指定されています。

吉備《きび》（岡山県）にも備前車塚古墳という同時期の古墳がありますが、ここから「卑弥呼の鏡」ともいわれる三角縁神獣鏡が十一面も出土しています。興味深いことに、この備前車塚古墳の隣には大物主をまつる大神《おおが》神社があり、社伝では「大多田泥古神《おおたねこのかみ》ノ末裔・大神朝臣《あそん》ナルモノ此地ニ転居シ、本社ヲ崇祀」したとされています。各地で「卑弥呼時代」から伝世した祭器等をつかって、疫病払いが行われたのかもしれません。

奈良の大仏は天然痘対策？

邪馬台国と卑弥呼から半世紀ののち、西暦三〇〇年頃の崇神天皇五年に、列島で疫病が流行し、国民の大半が死に、その社会不安のなかで、現在の天皇につながる王権と祭祀が誕生します。まずはその史実をおさえておきましょう。

その頃、三輪山麓の纏向《まきむく》周辺には「都市」が生まれていました。日本最初の都市という研究者もいます（寺沢薫『王権誕生』）（講談社学術文庫）。それまで牛馬は列島にいなかったのですが、纏向からは馬具がみつかっていることから、大陸との交流がさかんになりはじめていたことがうかがえます。さらに、巨大古墳を築造するため各地から人が集められたこともありました。海外との交流と人口集中が、疫病の流行に影響したことは十分に考えられます。ひとたび疫病がはやれば、免疫をもたぬ日本列島の人々はひとたまりもなく、感染爆発がおきたはずです。古墳は多くの人々を殺していたのかもしれません。

古代社会は、都市を発展させ、巨大モニュメントを作りますが、それと同時に、感染症による大量死をも経験したのです。

紀元前四三〇年、ギリシャでも、アテナイでパルテノン神殿が完成し、ペロポネソス戦争のため兵士を集め、籠城戦の準備をした直後、疫病がはやり、大量死がおきています。〈病気を惹き起こしたのは田舎から大勢のものを町の中に集めたからである〉。〈夏だというのに多くの人が一緒にごたごたと小さな家やバラックに詰込まれ〉〈家畜のように閉じ籠めて互に病毒をうつし合う〉。このようにローマ時代の『プルターク英雄伝』は、既に「三密」が感染拡大の原因だと指摘しています。この疫病で、アテネ民主政の指導者ペリクレスへの批判も高まりました。

その後、日本でも、仏教伝来などもあって、大陸との往来が進むにつれ、たびたび感染症に襲われました。敏達天皇、用明天皇の兄弟はともに天然痘で崩御しています。聖徳太子は用明天皇の子ですが、父も母も妃も本人も天然痘とみられる疫病で命を落としています。聖徳太子たち「上宮王家《じょうぐうおうけ》」は仏教に熱心で「国際派」。疫病に倒されやすかったのでしょう。

奈良の大仏を建立した聖武天皇の天平時代は天然痘の大流行期でもありました。律令制度になって中央集権化がすすみ、田舎のモノやヒトが都に集められたのです。そのヒトとモノの移動が、疫病をも運んだ可能性は高い。天平七〜十（七三五〜七三八）年の大流行で百万〜百五十万人、当時の総人口の約三割が死亡したとする研究もあります（ウィリアム・ウェイン・ファリス『日本初期の人口・疾病・土地　六四五―九〇〇年』）。この大流行で、宴会ずきの藤原四兄弟がそろって病死しました。聖武天皇は疫病を鎮める目的もあって、大仏を建立したのです。

疫神を歓待する日本人

治療薬も、ワクチンもない時代、人は感染症に無力でした。そこで、あれこれ疫病封じの「まじない」を考え出します。京都祇園祭も、そのひとつです。二〇二〇年は新型コロナの感染拡大で山鉾《やまほこ》巡行がありませんが、この祭りでは「蘇民将来之子孫也《そみんしようらい》」と書かれたお札をつけた粽《ちまき》が配られます。粽は一種の護符で、これを戸口に張っておけば、疫病が家内に侵入せぬとされています。なぜか。その昔、蘇民将来という男が旅人に宿を貸し、「粟飯」をめぐんで親切にしました（『祇園牛頭天王御縁起《ごずてんのうごえんぎ》』）。その旅人は、実は「武塔神《むとうしん》」とか「牛頭天王」とか「スサノオ」とされた神でした。これは疫病の感染を左右できる神で、一飯の恩義を感じ、「おまえの家は疫病から救ってやろう」といって去っていきます。果せるかな、疫病がはやり、大勢が亡くなりましたが、蘇民将来の一家は事なきを得ました。『備後国風土記逸文』などにある伝承です。それで「蘇民将来の子孫である」と戸口に張れば、疫病にかからない、と信じられたのです。ですから、江戸期まで、祇園祭は「牛頭天王」の御神輿《おみこし》を迎え、「粟飯」をお供えする神事が重視されていました。

私も京都住まいですので、例年、この時期になると、一家総出で、この粽づくりを手伝っていました。しかし考えてみれば、京都人は「自分は蘇民将来の子孫」と思っていなくても、この護符を張っているわけです。相手が疫病神とはいえ、神様に嘘をついているのですから、私は少し気が引けます。しかも、自分は何もしていないのに、子孫であるだけで疫病をも免れるのですから、まことに虫のいい話です。この国には神が「八百万《やおよろず》」もいて、神はカジュアルです。さらにいえば、嘘が許されやすく、世襲が権利を正当化されやすい。神話学風に分析すると、そんなこの国の特性もみえてきます。

また、人間が疫神を歓待する→疫神が人間に感染免除をしてくれる、という疫病神と人間の互酬＝なれ合いの存在も面白いものです。日本人は疫病神さえ買収してしまうのです。そこには、疫病神に感染免除を期待する「甘えの構造」もありますが、疫病神との「共生」思想もみることができます。疫神は怖いが、歓待すれば買収・契約・交流できる「客人《まれびと》」であり、日本人にとって、疫神は仇敵ではなかったのです。

ワクチンがわりに張り紙

前近代の日本人と疫神との民俗事例を多数検討した著作に、大島建彦『疫神と福神』（三弥井書店）があります。私の職場、国際日本文化研究センターにも「怪異・妖怪伝承データベース」があって、これで日本人が疫病神と、どのように交際してきたかがわかります。

日本人は、ワクチンがわりに、いろいろな「張り紙」をしてきました。たとえば、山梨県では、赤い紙に幼子の手形を捺《お》して、「吉三さんはおりません」と書いて門口に張り付ける風習がありました。この背景には、放火事件を起こした八百屋お七が、吉三に失恋したまま死んで、風邪の神になり、吉三を取り殺そうと各戸ごとに覗き歩く、という伝承があります。この赤紙を張り出しておけば、吉三の手形ではないので、中を覗かずに帰ると信じられていたわけです（後藤義隆「疫病神についての断片」『民俗手帖』五号）。

大正七、八年のスペイン風邪（インフルエンザ）の時も、「キチサンオリマセン」と書いた紙片を門口に逆さに張らないと、八百屋お七の亡霊に憑《つ》かれて死ぬと言われ、浅舞町《あさまいまち》（今の秋田県横手市）付近では皆そうしたと伝えられています（寺田伝一郎「羽後浅舞町近傍見聞書（続）」『旅と伝説』十三巻三号）。「きちさんいらず」と書いて入り口に張っておく場合もありました（佐伯隆治「民間医療に関する資料」『民間伝承』七巻五号）。昭和初年ごろまで、インフルエンザを八百屋お七の亡霊のしわざと考える地方もあったのです。

新潟県では「牛の絵を描いた紙」を逆さにして入り口に張る村もありました。疫病除《よ》けの神の牛頭天王は頭が牛です。牛の足をあげておくと、悪病神がきたときに、すぐ蹴り飛ばされると信じられていました（大竹信雄「天王さま」『新潟県史』資料編二十二、民俗一）。

張り紙ではなく、物品を入り口に置くことも。関東から南東北にかけて、二月八日、十二月八日は、疫病神が通るから、朝早くに「目かご」を門口にかける習慣がありました。オコトノカミという巨眼または単眼の怪物厄病神がいて、〈各戸を覗き手帳に厄病を病ませる人の名前を記入して歩く。だから覗かれないようにスイノウ、目籠等をかけておどかす。疫病神は自分よりも目の大きいものがいるというので逃げ帰る〉（後藤義隆・前掲論文）。二月八日と十二月八日には〈履物を家の中にしまっておかないと厄病にとりつかれる〉ともいわれました（小川芳文・早乙女芳正「鹿沼の民俗」『西郊民俗』七号）。他にも、「一升徳利に杉の葉をさしたもの」を入り口に下げたり（蒲生明「正月の行事」『民間伝承』五巻七号）、富山では、風邪・赤痢・麻疹《ましん》（はしか）等の厄病除けに「手形」を張ったりしました（森俊「都市の呪法」『加能民俗』十二巻一号）。

江戸では、麦藁《むぎわら》で作った蛇を入り口におきました。宝永（一七〇四〜一一年）頃に、駒込の百姓喜八がふと麦藁で蛇を作り、駒込の富士権現の祭礼市で売ると、めずらしい細工だと、諸人が買いました。その秋、江戸中に疫病が流行しましたが、この蛇を持つ家は一軒も疫病にかからなかったとの噂で、以後、麦藁蛇が駒込富士神社の名物となりました（『江戸塵拾』）。

京都では、二百年前、疫病が流行ったときに「上酒有《じようざけあり》」と書いて戸口に張りました。「妖婆が酒を売り歩くらしい。この酒を買えば必ず悪病にかかる。買わずとも門に来ればよくない。上酒有と書いて張れば、この妖婆はこない」とささやかれ、貴人の邸から貧乏人の長屋まで、みなこの紙を張ったといいます（清水浜臣『遊京漫録』）。

また、江戸時代には、疫神が老婆の姿で現れ、実在の人物と会話もした話が残されています。私の郷里、岡山では、藩士の野崎弥助家がそうで、「ある日乞食の老婆が門前に立ち、妻が銭を施したところ、自分は疱瘡《ほうそう》神だが次男の疱瘡（天然痘）を軽くしようという。次男は翌日に熱を発したものの軽かった」。岡山藩では、梶浦勘助家も疱瘡にかかりません。ある日、彼は山伏風の者から呼びかけられます。「自分は岡山で流行している痘瘡《とうそう》神」という。相撲を取って、自分が勝ったら取り殺し、負けたら一族みな痘瘡の難を逃れさせるというのです。結局、勘助が勝ち、その後、痘瘡にかかることがなかったといいます（緒方惟勝『杏林内省録』）。

近世には、疫病神を屈服させたり、助けたり宿泊させたりして、疫病の免除をえた人物の実名が流布《るふ》していました。鎮西《ちんぜい》八郎為朝、源義家、旗本の仁賀保《にかほ》金七郎《きんしちろう》、佐々良《ささら》三八《さんぱち》、若狭小浜の組屋六郎左衛門、釣船の清次などがいます。そして、これらの名前を書いた張り紙を入り口に張るのが流行しました。各地に、疫病神が書いた「あなたの子孫には感染させません」と誓約する「詫び証文」さえ残っています。九州大学附属図書館医学分館や京都市歴史資料館「荒木家文書」などには、その実物が現存しています。もちろん、疫病神ではなく、江戸時代の人間が代筆したものでしょう。このように、疫神を歓待し利益をえて呪符化するさまは、すでに大島建彦「疫神歓待の伝承」（『日本民俗学』一三八号）など民俗学の研究があります。

しかし、二百年前の江戸後期から、大きな変化が起こります。まずインテリの思考が合理化してきます。例えば、「上酒有」と張り紙をする京都人を知り、大田南畝《なんぽ》は〈酒は池のごとくあり。肉は坡（土手）のごとくあり。謹んで妖婆に謝す。わが家を過ぐるなかれ〉と、狂詩を書いてからかっています。国学者・清水浜臣は「（根拠のない）あとなしごとをいうものだ。誘われやすい人心で、こんなに儚《はかな》いものはないな」と真面目に嘆いています。非合理な信心を「迷信」と断じるメンタリティが生まれてきたのです。

江戸の医学者の隔離予防論

そのなかで、画期的な予防思想が現れます。感染防止には、まじないではなく、隔離をと説く医者が登場したのです。橋本伯寿《はしもとはくじゅ》という医学者ですが、今日、一般には忘れ去られています。彼は『断毒論』（一八一〇年刊）、『国字断毒論』（一八一三年刊）で、天然痘の隔離予防をひろめました。

感染症対策としての隔離自体は古代からあり、池田錦橋『国字痘疹戒草』（一八〇六年刊）にも、天草・熊本・岩国・熊野・木曾での隔離の様子が出てきます。人里から四〜八キロ離れた山中に山小屋を設けたり、百姓家を借り上げたりして、天然痘患者を隔離するのです。最初に食料を与えて親類縁者も近づかせず、医者が往診しました（秋山房雄「疾病予防」『民族衛生』四二巻一号）。

橋本は甲斐（山梨県）の人ですが、長崎で、西洋医学も学んでいます。また天草などで実地に感染症の隔離を観察するという体験も重ねていました。それゆえ、合理的で「痘瘡・麻疹・梅毒・疥癬《かいせん》」の四病を伝染病と見破り、隔離による感染対策書を書き上げたのです。〈痘瘡の伝染に三つあり〉とし、はっきり「伝染」という用語を使っています。

第一、〈病に近よりて熱気鼻に入る〉。第二、〈病の玩物《もてあそびもの》すべて病中寝処《しんじょ》にありし物を手に触れても伝染す〉第三、〈食物にて伝染す〉。

第三の食物を介した伝染は〈至《いたっ》てすみやかなり〉、〈食物、冷《さめ》て後までも、痘毒、浸入《しみいりて》あるならん〉と病原体がしばらく食物内で生存することまで指摘しています。

さらに、この書物は感染症教育の重要性を説いています。痘瘡流行の風説に接すれば、言葉がわかる三歳（満二歳）以上の子どもには、〈疱瘡は恐ろしき病にて近よればかぶれて死〉ぬと教えよ、病気に接近させるな、と説きました。外にも、あらかじめ申し合わせ、流行時は親類縁者との物品の贈答を断る。もし贈ってきたら〈水に流すべし〉。当時は、軽症の疱瘡神と重症の疱瘡神がいると信じられ、軽症のほうは伝染しても軽症ですむから、わざと、子どもに軽症患者の体を「撫でさせる」こともあったのですが、これは〈決してなすべからざる事〉と戒《いまし》めています。

消毒の概念もすでに登場しています。病中の衣類を洗濯しなければ感染すること、古着は買わないほうがよいが、貧家でやむをえない時は、〈一夜、水に浸し、洗濯〉することとしています。驚くべきは、外食や集会の「遠慮」を唱えていること。いまの「自粛」概念も、すでに登場させているのです。

〈一　疱瘡流行の時は、飴菓子の類、すべて沽食《かいぐい》をきびしく禁ずべし

一　疱瘡流行の時は、祭祀《まつり》、劇場観場《しばいけんぶつ》、すべて人衆《ひとおおく》あつまる所へ行て香触《かぶれ》ざるように遠慮すべし〉

それだけではありません。次のような概念も、すでにあったのです。

〈一　疱瘡流行の間は、習書、読書等すべて、稽古事にて、他処へ行くを遠慮すべし〉

今でいう「登校自粛」です。江戸後期の科学知識は、馬鹿になりません。免疫獲得の概念もあり、免疫獲得者を看護の戦力として投入することまで、橋本は提案しています。隔離小屋の建設をすすめながら、橋本はこう述べるのです。〈里を離れたる所に、小屋を造り、病中の雑具を調《ととの》え、介抱、薬用の事は、以前、痘瘡を病みし人を庸《やと》え、と。麻疹の伝染も痘瘡と変わらぬから、同様にせよ、とも念を押しています。

まさに「江戸医学おそるべし」。橋本は、隔離の法制化を請願した形跡もありますが、その考えが政策化されることはありませんでした。橋本は、幕府の痘科（天然痘医）であった池田氏の一門と学説などの面で対立関係になり、自説の政策化どころではない状態でした。『断毒論』を出版する版木をめぐって、池田一門やその関係者とのあいだでゴタゴタまで生じました。当時の医学界では、橋本の価値は十分理解されずに終わってしまいました。今日、橋本は「早く登場しすぎた疫学者」といわれています（吉岡正和『橋本伯壽と「断毒論」』吉岡日新堂）。そのため、江戸時代の「隔離」は、次の章で述べる岩国藩のような例外を除いて、民間の力で行われていました。

杜撰だったスペイン風邪への対応

むしろ、大正期のスペイン風邪（インフルエンザ）の時のほうが、日本政府、とくに内務省は、この適切な隔離を軽んじた政策をとったといえます。

米国ロサンゼルス市が「応急策として新取締規則を制定し、芝居・見世物・教会・学校、其他一切の公会を禁ずる」と、同地駐在の大山卯次郎領事は、いちはやく、この規則を翻訳し、本国外務省に送りました。大正七（一九一八）年十月十二日のことです。

ロサンゼルス市の規則は細かく、徹底したものでした。なにしろ、人権意識の薄い時代のことです。患者が発生した家は、入り口に流行性感冒（インフルエンザ）は青色、肺炎は白色の「カード」を掲示させます。このカードは衛生監督員の許可なく撤去できない、としていました。旅館・アパートで患者が発生した場合は、患者をひとまとめに隔離し、衛生局員が防疫できるように定めました。隔離家屋に指定されると、許可証をもった一人しか出入りが許されず、患者の部屋に入らず、付添人とも接触しないと規定されています。牛乳も配達人は屋内に入らず、発見できる場所に蓋《ふた》つきの容器を置けと定めたほどでした。

しかも、巡査が巡回し、違反すれば「厳重に罰せられ」たのです。

外務省はそれを「御参考迄《まで》に」と内務省衛生局長の杉山四五郎に渡しています。日本で、米国のような「社会的距離戦略」がとられるか、と思われましたが、内務省は反応しなかったのです。内務次官の小橋一太は、大正九（一九二〇）年一月十四日になって、こんな指示を出しています。

〈特に呼吸保護器の使用を実行せしめられ、併《あわ》せて、予防注射、及《および》、含嗽《うがい》を奨励せらるるに於《おい》ては一般に及ぼす効果、尠《すく》なからずと存候条《ぞんじそうろうじょう》、之《これ》が実行上に関し、篤《とく》と御配慮あい煩《わずら》わせたく〉（「流行性感冒ノ予防ニ関スル件」）

当時の予防注射は、今日では医学的に効果がなかったことがわかっています。要するに、内務次官は「呼吸保護器＝マスクと、うがいをせよ」といっただけでした。

ロサンゼルス市の条例はいまでは人権上問題もあるかもしれませんが、大正の日本政府は警視庁の衛生係が新聞を介して、「なるべく人の集まる場所に行かぬがよい」と広告しただけで、「隔離」や「社会的距離戦略」を丁寧にやらなかったのです。なぜか、といえば、高圧的で、手間のかかる様々な規制を国民にかけるには、リスクがあったからです。

当時は、原敬《たかし》内閣です。第一次大戦のさなか、米価が高騰し、米騒動がおきていました。

為政者は、民衆の不満の爆発を恐れていました。なにしろ、隣国では、すでにロシア革命が起きていました。『原敬日記』を読めばわかりますが、為政者は社会主義革命が日本国内に波及しやしないかと心配もしていました。維新直後は、明治新政府は幕藩時代の感覚で、民衆の生活に強く規制をかけました。しかし、大正期の政党内閣は、選挙も気にします。国民や経済に負担を強いる強い感染予防の規制は、ためらいが強かったのです。また、それ以上に、スペイン風邪の正体も不明で、リスクや手間をかけて規制を行って、本当に効果があるのかもわかりませんでした。そこで、当時の政府は、感染予防の規制を米国ほどには行わなかったと考えられます。

その結果、死者は本土だけで四十五万人にまで達しました。当時の感染症への知識レベルでは、致し方ないという見方もあるでしょう。しかし、第一章でも紹介しましたが、与謝野晶子は「政府はなぜいち早くこの危険を防止するために、大呉服店、学校、興行物、大工場、大展覧会等、多くの人間の密集する場所の一時的休業を命じなかったのでしょうか」と嘆いています。的を射た批判で、晶子の勘の良さがわかります。現代の目から見れば、死者を減らす最善の政策はあったし、もっとましな対策をとった国もあったが、当時の日本は知識不足で、とられなかったということでしょう。

今回の新型コロナウイルスの感染拡大でも、政府は「マスク」にこだわりました。ただ、五月二十一日に近畿三府県の緊急事態宣言が解除されても、京都の私の家には、まだ「布製マスク二枚」は届いていませんでした。まだまだ課題はたくさんあります。

最善の事例を素早く真似よ

新型コロナ第一波は、政府の対応というより、現場の忍耐と、国民の高い衛生観念で、かろうじて乗り切ったといえるでしょう。しかし、次の波への対策も難しい。ワクチンが間に合えばよいが、国民のほとんどに免疫がなく、波は海外からも来るでしょう。政府が水際で防ぎ、迅速に検査し、人権に配慮した適切な隔離措置をせねばなりません。隔離中の生活支援も必要です。

しかし、日本政府は伝統的に「隔離」が苦手だといえるでしょう。過去にハンセン病で誤った隔離を行った歴史もあります。今回、政府は「社会的距離戦略」に経験不足でしたが、国民が世界一優秀な衛生的行動でそれを補いました。今後も、その「成功」が続いていくという保証はありません。

スペイン風邪と、今回の新型コロナは異なるのですが、ひとついえることがあります。いつの時代の、どんなパンデミックも、相手が「新」型である限り、当然、未知なのですから、政府は知識不足で、これに臨むことになります。そんなとき、世界中の国々や都市の対策を横目でよくみなければなりません。そして、世界をみて、一番、感染者や死者を減らしている国の対策を素早く取り入れるのが大切です。スペイン風邪のとき、「日本政府が知識不足で、死者を減らせなかった」と批判するのは簡単です。問題は、米国のセントルイス市のように、明らかに死者を減らすことができた事例が海外にありながら、第二波・第三波と襲ってくるなかで、それを素早く真似られなかった点にあるのです。これは現代にもいえることです。「地球を一つにみて、最善と思われる対策事例があれば、どんなに手間でも、政府は、力の限り、それを真似たほうがいい」。これが歴史の教訓です。

第三章　江戸のパンデミックを読み解く

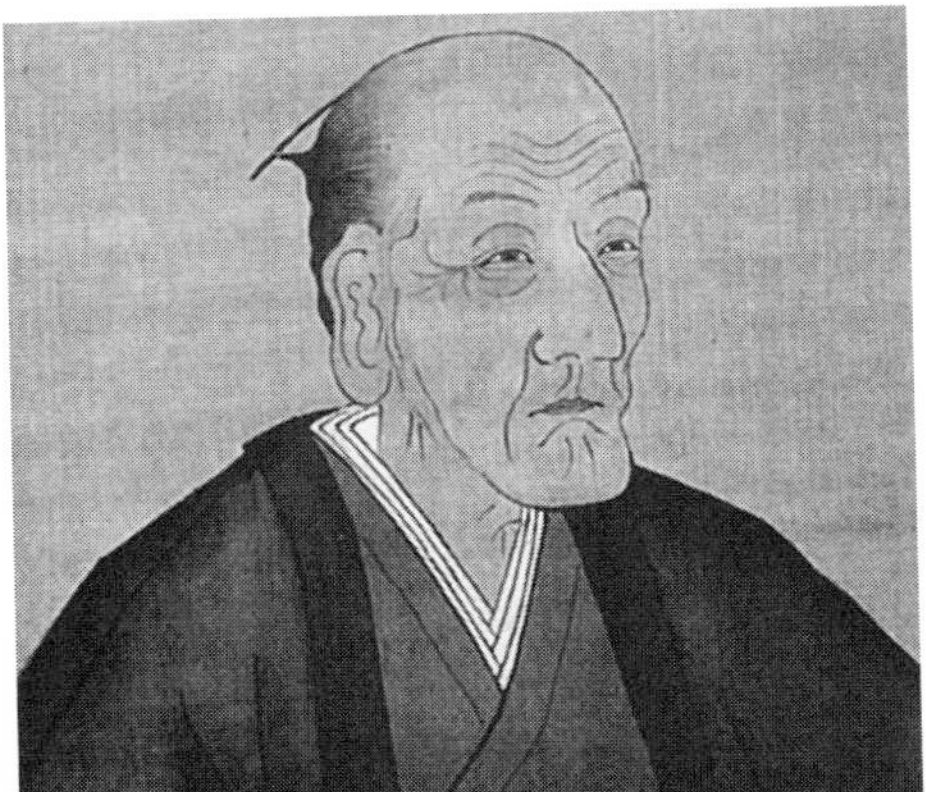

上杉鷹山

馬琴が残した詳細な記録

我々は、いまなお新型コロナのパンデミックのただ中にいます。そんななかで歴史家としてできることは何か。新型コロナウイルスについては、日々、現代の科学がそのありようを解き明かしていきます。その知見を取り入れつつ、対策を改善させていくのは当然のことですが、これからも未知の感染症が人類を襲う可能性は残念ながら高いでしょう。未知のウイルスに対しては、ワクチンも治療薬もなく、科学はどうしても後手に回らざるを得ません。

そのとき、かつて似たような流行現象を示した感染症はなかったかと探るのは、歴史学の重要な役割でしょう。過去にどのような被害が出て、人々がどのように対処したか。似たような感染症の大流行は、日本の歴史に他にはなかったのか。そういう問題意識から、この章では、江戸時代の古文書の世界を訪ねてみたいと思います。

江戸時代の感染症の記録ということで、私が最初に思い浮かべたのは滝沢馬琴でした。馬琴といえば『南総里見八犬伝』、『椿説弓張月《ちんせつゆみはりづき》』などの長編小説で知られる作家ですが、多くの随筆類も残しています。

馬琴の随筆の詳しさ、鋭さには驚かされます。久しぶりに、馬琴の随筆集『兎園小説余録《とえんしょうせつよろく》』を読み返すと、果たして文政三（一八二〇）年九月から十一月まで「感冒」が大流行したという記述にぶつかりました。ちなみに馬琴は仲間の文人たちと月に一度集まって、見聞きした珍しい話を持ち寄る「兎園会」という会を開いていました。『兎園小説余録』はそこでの話を集めたものです。

このとき流行った感冒は〈一家十人なれば十人皆免るる者なし〉というほど強い感染力でした。しかし、症状については、「軽症の場合は四、五日で回復し、大方は服薬もせず、重症の場合は『傷寒』（熱病。いまのチフスの類）のように、発熱がひどく、譫言（うわごと）を言う者もいるが、その場合でも十五、六日病臥すれば回復する。この風邪で病死する者はいない」とあります。（「　」内は私が現代語に改めたものです。以下同）

また、「江戸は九月下旬より流行して十月が盛りであった。京・大坂・伊勢・長崎などは九月に盛んだった由《よし》。大坂と伊勢松坂の友人の消息文にそうあった」と、広範囲で流行したことが分かります。

旧暦とはいえ「九月、十月」は、「寒い盛り」ではありません。冬場にピークを迎える季節性のインフルエンザとは異なる感染症でしょう。今回の新型コロナのような季節性の弱い感染症で、「新型」だった可能性も捨てきれません。

馬琴の観察眼が光っているのは、大坂や伊勢松坂の友人の手紙から、「畿内や長崎などでは九月から流行していた」と読み取っている点です。外国との玄関口・長崎から江戸に一カ月かけて拡がったことが分かります。時期と地域のズレを特定し、どう伝播したかを突き止めようとするほど、江戸後期の文人の科学性は徹底していました。実はこの精神が、のちに西洋文明の脅威と接した幕末維新の日本が、一挙に近代へと転回できたことにつながるのです。

馬琴はさらに興味深い事実を記しています。

〈前々流行の風邪には、何風《かぜ》など唱えて必ず苗字ありしが、此度《こたび》の風邪には苗字を唱うることを聞かず〉

つまり、以前の感染症には名前があったが、今度は名前がない、というのです。

〈二十余年前に琉球人来朝の折も、感冒流行したるに、今茲《こんじ》（今年）も亦《また》琉球人の来ぬれば、京大坂にては琉球風というものもありとぞ〉

江戸時代では風邪を単に「風」と記す例が多くみられます。二十数年前に琉球使節がやってきたときにも感冒が流行りました。そこで、今年も琉球人が来たというので、畿内には今回の風邪を「琉球風」と呼ぶ者がいる、と述べています。

しかし、この文政三年の場合、琉球使節が感染症を持ち込んだというのは、時期がずれていておそらく違います。馬琴の脳内に「中国・東南アジア・琉球→長崎→京大坂→江戸」という感染経路が強引に想定されていたのでしょう。島国日本は人口の多い大陸からの感染症に襲われてきました。「大陸＝西からの感染」を恐怖する心理があったのです。

感染症は、しばしばその「名称」が敏感な問題を孕《はら》みます。今回の新型コロナをめぐっても、米国のポンペオ国務長官が「武漢ウイルス」と呼ぶべきだと主張したのに対し、中国は猛反発しました。いったん名前がつけられてしまうと、パンデミックのイメージがその土地と結びつけられてしまうからです。アメリカは中国の責任だとアピールしたいし、中国は必死で否定するのです。

第一次大戦中に流行した「スペイン風邪」でも、実はスペインは発生源ではありませんでした。記録に残る最初の患者は、ヨーロッパ戦線に向かおうとするアメリカの兵士です。当時、中立国ゆえに報道管制が敷かれていなかったスペインの流行ばかりが世界に報じられたため、この名が付けられてしまいました。「琉球風」も、琉球使節への濡れ衣で〝不当な〟名称だった可能性が高いのです。

ただ、大きな流行があると、特定の「地域」や「集団」に結びつけてしまう人間心理は、当時も今も変わりません。馬琴は、その点にもとても敏感でした。

歌も言葉も風邪も「流行る」

興味深いことに、江戸期は「その年の流行歌や流行語」がしばしば病名になっています。〈予思うにはやり歌、はやり詞《ことば》の流行せる年は必ず感冒流行す。安永のお世話風、文化のたんほう風など、当時のはやり詞、はやり歌を苗字にして唱えたり〉(『兎園小説余録』)

「お世話風」という名称は、「大きにお世話、お茶でも上がれ」(「余計なお世話だ」の意)という安永期の流行語に由来しています「文化のだんほう風」というのは、おそらく文化期ではなく、文政期に流行ったもので「だんほうさん、だんほうさん」という小唄から来ています。歌も、言葉も、風邪も、まさに「流行る」。どれも口から口へとあっという間に拡がっていったイメージなのでしょう。江戸人なら、五輪が予定されていた二〇二〇年の新型コロナを、米津玄師《けんし》が作詞・作曲したヒット曲にちなんで「パプリカ風邪」などとつけかねません。

馬琴はこう続けています。

〈今茲は秋八月の比《ころ》より江戸にてかまやせぬという小うた流行したり〉

この年〝大ヒット〟した「かまやせぬ」というのは、こんな小唄です。

「曇らばくもれ箱根山、晴れたとて、お江戸が見ゆるじゃあるまいし、こちゃかまやせぬ、名高き團十郎、改めて、海老蔵に成田屋親の株、こちゃかまやせぬ」

この小唄、古今亭志ん生の落語などにも登場します。「團十郎改めて海老蔵」は歌舞伎です。二〇二〇年は「海老蔵→團十郎襲名（予定）の年」でした。それはともかく、馬琴は、「今年の風邪は『かまやせぬ風邪』になるかも」と予想しています。この風邪は当初、〈服薬せぬ人と雖《いえど》もかまわずしておこたりにき（快方に向かう）〉、薬を飲まず放置しておいても治るという軽症の風邪で始まったからです。

文政四年の第二波襲来

馬琴の記述を他の史料とも突き合わせてみましょう。

明治四十五（一九一二）年刊の富士川游著『日本疾病史』は、「痘瘡」「水痘」「麻疹」「風疹」「虎列刺《コレラ》」「流行性感冒」「腸窒扶斯《チフス》」「赤痢」など、感染症ごとに過去の史料を集大成した貴重な通史で、年表も収められています。以後、今日まで、これに匹敵する感染症通史はありません。富士川は慶応元（一八六五）年、広島の医師の家に生まれ、日本の医学史の草分けとなった人物ですが、数千冊に及ぶ医書を収集して、この大著をまとめました。富士川博士の貴重な医書のコレクションは、いま京都大学に富士川文庫として収められ、デジタルアーカイブにもなっていますから、インターネットで簡単に閲覧することができます。

この書では、「流行性感冒」について〈伝播迅速にして、流行区域の広汎なること、他の伝染病の及ぶところにあらず。時としては一地方に限ることなきにあらずと雖《いえど》も、多くは大流行的に、各国一斉に発起するを常とする〉と、その感染力の強さを強調しています。今となっては、インフルエンザだったか、コロナだったか、まったく別のウイルスや細菌だったのかは不明ですが、致死率が低くとも感染力が強く、今回の新型コロナのように、パンデミックを起こすタイプの感染症です。

この『日本疾病史』によると、文政四（一八二一）年の項に、こうあります。

〈二月、江戸諸国風疾流行〉(『泰平年表』)

〈二月中旬より風邪流行〉(『武江年表』)

馬琴は、この前年(文政三年)の九月から十一月まで感冒が大流行した、と記していますから、これらの史料に記された流行は「第二波」の可能性もあります。

症状は、「吐血する者が多かった」(多紀元堅『時還読我書』)とあり、前年の風邪とは別物かもしれませんが、変異して、前年の流行時よりも毒性を高めた疑いも捨てきれません。

江戸後期の国学者小山田与清《ともきよ》の随筆『松屋筆記《まつのやひつき》』には、〈二月中旬より弥生のはじめに及ぶまで、疫癘《えきれい》流行、十中八九はこの憂にかからざる家なし〉とあり、凄まじい感染力だったことが分かります。さらに、「ことし今様の囃《はやし》に、ダンホサンダンホサンとはやすことが流行したという。これより疫癘をなづけて、ダンホ風といった」とあり、「第二波」が疑われる翌年の流行時には「だんほう風」と名付けられたことが分かります。

流行範囲については、やはり観察眼が光る馬琴は〈此《この》風邪は京摂より、東は安房《あわ》、上総《かずさ》、西南甲斐、伊豆、北は信濃、越後までも流行す〉(『曲亭雑記』)と日本列島の中央付近で流行したと記録しています。

それで大坂方面の史料を見てみると、やはり大坂のほうが江戸より一カ月はやく流行しています。近世大坂の風聞を集めた『あすならふ』という随筆（『大阪市史史料　第二十四輯』所収）には、文政三（一八二〇）年の項に「暖冬だったが、翌年正月より、極寒となり、風邪が流行した」とあります。

江戸時代も我々同様、波状的な感染症襲来の問題を抱えていたのです。

谷風・お七風・アンポン風

江戸期の「風邪（流行性感冒）」の呼称には、「地域名」「人名」「流行り歌」の三つのパターンがありますが、古い順にいくつか見てみましょう。

安永五（一七七六）年「お駒風」

〈二月五日、頃日《けいじつ》、京畿風疫流行〉（『年代略記』）とあり、大坂の風聞集『至享文記』（『大阪市史史料　第二十四輯』所収）にも〈正月末より二月二十日頃まで風はやり、在も町も風の神送りにてさわがしく〉とあるように、郊外でも街中でも、風邪の神様を追い出すための祭りがにぎやかに行われていました。大坂の人はやはり商魂たくましく〈風の神の菊人形を拵《こしら》えて〉売る家があったと記されています。「高入道《たかにゅうどう》（妖怪）」「道成寺の清姫」といった人形もいっしょに並んでいた、とも書かれています。

この風邪について、馬琴が編集した江戸後期の随筆集『兎園小説　五集』には、「安永のなかばに流行った風邪をお駒風と名づけた。これは城木屋お駒とかいう婬婦の事を旨として作られた浄瑠璃がいたく流行したからだ」とあり、浄瑠璃に由来する呼称だったことが分かります。


天明四（一七八四）年「谷風」

〈四月、諸国饑饉《ききん》、時疫行われて人多く死す〉（『武江年表』）とあり、この年、人々が天明の大飢饉で苦しんでいるところに疫病が襲いかかったことが分かります。

『兎園小説　五集』には、「天明中に流行った風邪を谷風と名づけた。これは谷風梶之助は当時無双の最手《ほて》（最強力士）だったので、これに勝つものは稀だった」とあり、風邪の猛威が力士の強さに比せられました。「かつて谷風が『土俵の上で我を倒すことは難しい。もし我が地に伏すところを見たければ、風邪をひいた時に来て見ればいい』と傲語《ごうご》したことが世間で話題になっていたところ、その谷風がいち早くこの風邪に罹ったことから、この名が付いた」とも伝えています。

享和二（一八〇二）年「お七風」「アンポン風」「薩摩風」

尾張藩の侍講を務めた儒学者、塚田大峰が著した『随意録』には、この年、風邪が大流行し、「都でも田舎でも、どの家も病で床に臥《ふ》していない者はいない」とあります。

渋江抽斎《ちゆうさい》や伊沢蘭軒に師事した医師の森枳園《きえん》は『枳園随筆』で、「軽症者は、三日から五日くらいで、重症者も十日ちょっとで、ことごとく治るが、悪寒がして、発熱し、頭痛がして、体の痛みもある。咳が出て、口が渇き、食欲が低下する」と、症状の詳細を記しています。コロナで話題の「味覚障害」は出てきませんが。

『武江年表』には、〈二月より四月に至り、風邪流行、（略）俗にお七風という、八百屋お七の小唄のはやりし故なり〉とあります。

第二章でも触れましたが、吉三に失恋したまま死んで風邪の神になり、吉三を取り殺そうと各戸ごとに覗き歩くと恐れられ、「吉三さんはおりません」という張り紙のもとになった、あの「八百屋お七」です。

江戸後期の歌人・国学者の伴蒿蹊《ばんこうけい》が記した『閑田次筆《かんでんじひつ》』には、「享和元年十二月から享和二年の正月まで、長崎に疫病が流行して、私の門人で、一年間そこにいた人も、病気に罹った」とあります。感染経路については、「オランダ人から伝わったとも、昨年漂流してきたアンポン（インドネシア東部のアンボン島）人から始まったとも言われたが、かつてシャム（タイ）人が渡来してきた時に風邪が流行したのと同じで、この風邪は、長崎から九州を経て、ついに上方にまで達し、京都は二月二十日から三月二十日頃、罹らない家はなく、近江も同じ頃に流行した」としています。

この風邪も、東南アジア方面から長崎を通じて入ってきて、西から東に拡がりました。また長崎から京都まで、一～二カ月で到達したことがわかります。

大坂方面の記録と突き合わせると、やはり『至享文記』に「二月末より風邪が流行りだして三月二十日ころまでに家々残らず傷寒のようになった」とあり、記述が一致します。

さらに『続皇年代略記』には、これが「薩摩風と呼ばれた」とあります。なぜ「長崎風」ではないのでしょうか。長崎は感染症の玄関口で、始終、流行源になるため、遠い薩摩が悪者にされてしまったのでしょう。

江戸時代の医者、本間棗軒《そうけん》は、〈此病の流行は必ず関西に起りて関東に至る、近世流行したるお七風、琉球風、檀法《だんぽう》風、薩摩風の類即ち是なり〉（『内科秘録』）と記しています。

江戸期に記録された感染症の多くは、大陸から西日本経由で入ってきていたのです。

物資高騰と営業自粛

感染症の大流行は、単なる〝医療問題〟に留まりません。われわれの〝社会全体〟を脅かします。

今回の新型コロナでも、経済への影響が深刻になっていますが、江戸時代はどうだったかと調べてみると、やはり記録があります。

『至享文記』には、享和三（一八〇三）年三月より、諸国で麻疹が流行し、薬とともに果物も値上がりしたとあり、一個あたりの具体的な値段まで記されています。少し高めに「一文＝五十円」で計算すると、次のようになります。

九年母《くねんぼ》　三十五文（千七百五十円）
みかん　十六文（八百円）
きんかん（一合）　四十八文（二千四百円）
梨　四百文から六百文（二万〜三万円）

橙《だいだい》　二十文（千円）

我々の感覚からしても、ずいぶん高い。この時流行したのは麻疹ですが、感染症に罹患して、喉が渇き、食欲が低下すれば、口にできるのは果物くらいなので、薬と同じように値上がりしたのでしょう。果物で水分と栄養とビタミンCを補うわけですが、ただ「発熱の盛りには、これらの果物でも食べられない」とも記されています。今回の新型コロナでも、品不足でマスクが高騰しましたが、パンデミックとなると、特定の物資が高騰するのは今に始まったことではないのです。

ちなみに「九年母」は、琉球特産の当時の高級柑橘《かんきつ》です。家康の好物らしく、私は「徳川家康の果実」と名付けています。家康が天下を取れた理由も、「当世随一の美味を知っている」という〝アンテナの張り方〟にありました。面白いエピソードがあって、家康は娘を嫁がせた小田原北条氏に「九年母」を長持いっぱい贈りました。東シナ海での交易商人から入手したのでしょう。

ところが、北条氏の家老はその価値がわからず、お国自慢で北条領の酸っぱい橘《たちばな》を返礼に送ってきました。この見識の狭さを家康は危惧。北条氏と手を切って、豊臣秀吉と一緒に北条氏を滅ぼすきっかけになったという逸話もあります。

『至亨文記』には、果物は暴騰したが、松茸は暴落したとも書かれています。「松茸は豊作だったけれども、誰も食べず、一斤三十六文（およそ千八百円）程度の安値で良質のものが買える」と。松茸は疫病の流行時には不人気で安値でした。

江戸時代の経済に話を戻しましょう。今回の新型コロナで一番困っているのは、観光業や飲食業ですが、似たような現象は当時もありました。感染症が流行すると、人は外を出歩かなくなります。お上からの休業要請はなくとも、お客がいないのですから、商売が立ちゆきません。

享和三年の麻疹の大流行で「街道沿いの茶屋や旅籠《はたご》屋は、大方店を閉めて休業した。それゆえ甚だ寂しい様子だ」と『至亨文記』にあります。今とまったく同じ光景が二百年前にも見られたのです。馬琴も、こう記しています。

〈初冬一カ月は、江戸中の湯屋も浴《あび》るもの多からざりしかば、風邪流行に付《つき》、夕七時早《ななつどきはや》仕舞《じまい》という札を出し置きたり〉（『兎園小説余録』）

「七時」は、午後四時。そんなに早く湯屋（銭湯）が閉まる現象が起きました。感染症による「時短営業」も既にあったのです。客としては湯あがりに夜風に吹かれて体を冷やし、風邪にかかってはたまりません。感染対策もあって人々が気温が高い昼間に少ししか銭湯に行かなくなり、「時短営業」になっていたのでしょう。

すでにあった給付金

さらに馬琴は、〈この折《おり》窮民御救いの御沙汰ありて〉と、当時すでに〝定額給付金〟があったことまで記録しています。

「籾蔵町会所へ、裏借屋（裏長屋）の町人を召し呼ばれ、一人につき御米五升、女は四升、三歳以上の童には三升ずつ、下されるとの聞こえがあった。文化のだんほう風の折には、銭で一人につき二百五十文ずつ下されたそうだが、この度は米で下される。借家であっても（表通りの）表店《おもてだな》で渡世している者や召使いは男女ともに（給付対象から）除かれるという」

「文化（正しくは文政）のだんほう風」のときは金銭の給付でしたが、今回は、男は五升、女は四升、三歳以上の子供は三升の給付米を配っています。裏長屋の江戸っ子に、金銭で給付すると、すぐに酒にして飲んでしまうかもしれません。米で現物支給するようになっています。また一種の〝所得制限〟もありました。「借家でも（表通りの）表店」は、その日暮らしの裏長屋の庶民とは違うと考えられ、給付されませんでした。

ちなみにこの当時の「二百五十文」は、「一万二千五百円」くらいで、少ない気もしますが、行商や露店商などで暮らしていた江戸庶民を救済するのが目的でしたから、この金額なのでしょう。麻疹の罹患期間を考えて、米五升など、半月たらずの当座の生活費用を渡しているように思われます。

いずれにしても、今日、「給付は必要か否か」という議論がなされていること自体、江戸時代よりも遅れているわけです。

歴史学者としての反省でもありますが、とくに感染症については単なる「病気史」や「医療史」ではなく、経済や社会状況まで含んだ総合的な「医療生活史」の視点が大事です。パンデミックの影響は、今も昔も、暮らしのあらゆる面に及び、似た現象が繰り返されるからです。

感染症の大流行は、経済活動にどんな影響を与え、時の政権はどんな対策をしたか。差別は起きたか。そういった点の歴史研究が、いまこそ必要だと痛感しています。

薬をただで配った大坂の商人たち

実は江戸時代には、給付金だけではなく、〝医療支援〟も行われていました。

時は幕末、安政六（一八五九）年にコレラが大流行し、江戸だけで十万人以上の死者が出ましたが、大坂の史料『近来年代記』（『大阪市史史料　第二輯』所収）に〈世上ころり病大流行の事〉と題して、次のような記述があります。この病気は〈何病となく夏の暑あたりごとくなり〉、症状は「足先よりひえ、胸が詰まり、そのまま臥して死んでしまう」。

そして〈道修町《どしようまち》より施行《せぎよう》薬出る事〉として、

〈八月二十三・四日・五日と三日間、薬屋中よりほどこし有〉

道修町は、江戸時代から薬種問屋が軒を連ねる「薬の町」で、今でも武田薬品工業や塩野義製薬などが本社を構えています。そこで三日間、薬屋さんたちが協力して、人々に薬を配ったというのです。大坂の商人たちの底力を感じさせるエピソードですが、その薬の名が「虎頭殺鬼雄黄円」という、なにやら物騒な感じのしろものでした。事実、「雄黄」とは今でいうヒ素の硫化鉱物のことですから、本当に危険な薬だった可能性もあります。

しかも、『近来年代記』にも〈いかなる薬飲めども一向しるしなく〉とあるように、薬としての効果はなかったようです。

さらに『近来年代記』を読み進めると、〈御上様より法香散《ほうこうさん》という薬出る〉とあります。大坂の東町奉行が薬を施したというものですが、法香散（芳香散）というのは、実はクスノキ科の若枝とショウガの根などです。当然、コレラにはまったく効きません。大坂の奉行は、お上と民衆の目があるので、何かしようと、慈悲・仁政のつもりで、効かぬ「ショウガ薬」を急いで配り、「実績」にしたのです。さらに幕府は芥子泥《かいしでい》という、からし粉と、うどん粉の貼り薬もすすめました。

ただ江戸期の日本が、すでに感染症流行時に、公権力が医療品を配布するという〝医療福祉〟を行う社会だった事実は評価できます。

今回のコロナ禍でも世帯ごとにマスク二枚が配られました。安倍内閣としては国民への親切のつもりだったでしょう。しかし、的外れの政策との批判を浴びました。マスク自体が小さく、配布も遅れたため不評で、かえって「内閣支持率を下げてしまった」と、外国メディアにまで報道されました。「感染症の流行時、政権は医療品を配るが、その内容には疑問符がつく」のが、江戸期以来、我が国の傾向なら、ここらで改善せねばならないでしょう。為政者は「目先のやってる感」よりも「実効」を気にして対策をとるべきというのが、歴史の教訓といえるでしょう。

ここで、江戸時代にどのような漢方薬が感染症治療に用いられたのか、今後、参考になるかもしれないので、少し詳しく記しておきます。

享和二（一八〇二）年の「アンポン風」の際には、「悪寒、発熱、頭痛、体痛、咳、口の渇き」といった症状に「始めは葛根湯《かっこんとう》や麻黄湯《まおうとう》の類が用いられ、後には柴桂湯《さいけいとう》や小柴胡湯《しょうさいことう》が用いられ、皆快癒した」との記録があります（『枳園随筆』）。

現在でも、体を温める葛根湯や発汗作用のある麻黄湯は風邪の初期症状に、柴桂湯は熱、悪寒、腹痛など、小柴胡湯は食欲不振や疲労など、風邪が長引いた時に用いられる漢方のスタンダードな薬です。

我々の体の免疫抵抗力は、「感染やワクチン接種で獲得する免疫（＝獲得免疫）」だけでなく、「生まれつきある免疫（＝自然免疫）」も含めた全体で構成されています。漢方薬のなかには、ナチュラルキラー細胞など、「自然免疫」の力をアップさせるものがあるとの研究報告もあります。その意味では、特効薬ではなくても、江戸の処方は全くの〝当てずっぽう〟とは言い切れません。今回のコロナでも、補中益気湯《ほちゅうえっきとう》など幾つかの漢方薬がよく売れています。

文政四（一八二一）年「だんほう風」のときの記録には、「関東では、西国よりも、患者の症状が当初から激しく、さらに悪化する勢いだったが、柴桂湯、葛根湯、小柴胡湯などによって速やかに治った」とあります（『時還読我書』）。

「津軽風」と呼ばれた文政十（一八二七）年の流行り風邪でも、「文政四年、文政七年の疫と同じく、小柴胡湯で治り、劇症は少なかった」（『時還読我書』）という記録が残っています。

安政元（一八五四）年の流行り風邪では、「正月から二月まで、風邪が都下に大いに流行し、その正月に米国の黒船が横浜沖に来た時のことだったので、『アメリカ風』と呼ばれたが、葛根湯、柴葛解肌湯《さいかつげきとう》などによって治した」と記されています（河内全節『疫邪流行年譜』）。

総じて、風邪に効くとされる薬を用いて、症状を緩和させ、患者の体力を回復させるということが、江戸の感染症治療の基本だったことがわかります。しかし、こうした対症療法の経験の積み重ねが確実に感染症による死者を減らしていったのも事実なのです。

十五代の将軍のうち十四人が疱瘡に

次に、江戸時代の「自粛」、ことに侍社会での自粛を見ていきたいと思います。江戸時代と現代の「自粛」の最大の違いは、その目的です。現代の我々が感染拡大を防ぐ、つまり国民一般の被害を少しでも減らすために自粛を行うのに対して、江戸時代の自粛は、「殿様（藩主）にうつさないこと」を最大の目的とするものでした。

感染防止のための自粛は「遠慮」と呼ばれましたが、誰に対する「遠慮」かといえば、もちろん殿様に対するものにほかならなかったのです。香西豊子『種痘という〈衛生〉』（東京大学出版会）によれば、殿様が不在の場合は、『遠慮』の制が適用されないこともあった」のです。

江戸幕府は、将軍の身体を守るため、なんと〝法定伝染病〟の制度を設けていました（川部裕幸「江戸幕府の法定伝染病」『日本医史学雑誌』五一巻二号）。指定されたのは、疱瘡（天然痘）、麻疹、水痘。延宝八（一六八〇）年以降、幕臣は、これらの病気に感染した場合、江戸城への登城を三十五日間、「遠慮（自粛）」することと決められたのです。

しかし、それでも感染を防ぐことは非常に困難でした。江戸人の多くは幼児期に疱瘡にかかりました。徳川将軍も、周囲が「遠慮＝自粛」を尽くしたはずなのに、歴代十五人中十四人が罹患しています。かからなかったのは、八歳で亡くなった七代家継だけでした（『種痘という〈衛生〉』）。

天皇も、疱瘡の〝ケガレ〟から徹底して防護されていたはずなのに、江戸時代、十五名中七名と、ほぼ半数が罹患しています（川村純一『病いの克服——日本痘瘡史』思文閣出版）。それでも皇室のほうが、幕府よりガードが堅かったとはいえるかもしれません。

では、将軍が感染症にかかると、どんな事態が起きるのか。それがよくわかる史料が『榎本弥左衛門覚書』。榎本弥左衛門という川越の商人が抜群の記憶力で書き残した回想録です。

明暦二（一六五六）年、疱瘡が流行し、四代将軍・徳川家綱も罹患してしまいました。家綱は当時、十六歳。家綱が死んでしまうと、家康、秀忠、家光、家綱と続いた徳川本家の直系が絶えて、一門の分家から養子を入れなくてはなりません。ですから、痘瘡に罹患したことは、徳川家の一大事だったのです。

まず加賀の前田利常や伊達忠宗などの遠国の大名たちが、わずか五日ほどの間に慌てて江戸に駆け付けます。お暇《いとま》で帰国の途についていた西国の大名も途中から江戸に引き返してきたり、いったん領国に着いたのにそのままとんぼ帰りしたりするなど、大騒ぎになりました。榎本の地元、川越藩主の松平伊豆守信綱は、江戸城に入ったまま、五日間くらい家に帰らないほどだったといいます。『徳川実紀』によれば、三月二十四日に発症し、四月七日には「酒湯《ささゆ》の式」を行って、平癒を祝っています。この酒湯の式とは、疱瘡の治った子どもに酒の入った湯を浴びせるというものでした。『榎本弥左衛門覚書』には、この酒湯のことまで記されています。

さらに興味深いのは、この『覚書』に〈江戸町中にて売買少なく見え申し候〉とあることです。将軍の病気が「自粛」を生み、経済活動が低下したのです。武士の町、江戸で、将軍の病状を息をつめて注視している空気が伝わってきます。

藩主の感染ゼロを実現した岩国藩

新型コロナは、人から人へ感染する病気ですから、感染者は、病院、ホテル、自宅に「隔離」されます。その点、江戸時代はどうだったのでしょうか。

岩国藩は現在の山口県内にあった六万石の領地で、幕府公認の藩ではなかったので、岩国領ともいわれます。藩祖は、毛利元就の次男、吉川《きつかわ》元春の三男・広家でした。私は若手の研究者の頃、この藩の「疱瘡遠慮定《さだめ》」を読んで、その規定の厳しさに驚きました。

疱瘡が流行すると、武士・領民に「遠慮」、すなわち登城や外出を禁じます。そればかりか、〝自宅療養〟すら禁じました。城下から遠く離れた特定の村を「疱瘡退村《のきむら》」として、〝隔離地域〟に指定し、罹患者は、一定の日数、そこに隔離されるのです。患者の家には張り紙が張られ、隔離された者とは手紙のやり取りも許されませんでした。

しかも、隔離の対象は患者だけではありません。最初は、「病人を看病した者」、「病家の隣家」が隔離されましたが、その後、範囲は拡大します。「病家を訪れた人」や「隔離先の村人」なども隔離されるようになっていきました。今でいう〝濃厚接触者〟に近い概念がすでにあったといえるでしょう。

ほかの藩にも「遠慮」の制度はあったのですが、ここまで徹底していた藩はありません。岩国藩が異常に厳しい隔離政策を採っていたわけです。

岩国藩の施策で注目すべきは、単に隔離を強制するだけにとどまらなかったことです。「退飯米」といって、病人、看病人、同居人などの隔離費用を、生活費も含めて、領主が負担したのです。その費用は、流行一回に付き、米二百石（桂芳樹編『岩国藩の「疱瘡遠慮定」』岩国徴古館）にも達したと見られています。小藩にとっては、かなりの負担だったと思われます。

今日のコロナ禍では、「自粛」要請に対し、「給付（補償）」が十分なされるかどうかが議論になっていますが、江戸時代の岩国藩のほうが手厚い補償だったとはいえるでしょう。ただ、岩国藩が実施していたのは、自粛要請ではなく、強制隔離でした。

さて、その「隔離政策」の結果はどうだったのでしょうか。先にも述べた通り、徳川将軍は、歴代十五人中十四人も疱瘡に罹患したのに、岩国藩の殿様は、「歴代だれひとりとして疱瘡にかかっていない」のです（『種痘という〈衛生〉』）。「退飯米」も含め、大きなコストを払いましたが、藩主の感染を防ぐという目的は達成されたことになります。

給付なき隔離政策の悲惨

同じ隔離政策でも、岩国藩とはまったく異なるやり方をしたのが、大村藩（長崎県）です。大村藩の医者で、のちに内務省衛生局初代局長になった長与専斎は、こう回想しています。

〈旧大村藩領内は、古来痘瘡を恐るること甚だしく、痘瘡は鬼神の依托なりとて、痘瘡にかかりたるものは、人家を離れたる山中に木屋を構えて、ここに舁送《よそう》〉した（「旧大村藩種痘の話」長与称吉編『松香私志《しょうこうしし》』下巻所収）。

人里離れた場所に隔離されるという点だけ見ると、岩国藩と同様に思えます。しかし、その政策の内実は大きく違うのです。

〈定めたる看病人の外《ほか》は、一切交通を断ち、親子夫婦たりとも、立寄《たちよる》ことを得ず、治療のことは申すに及ばず、万事の介抱行届《ゆきとど》かず、十の七八は斃《たお》れ死し、全快して家に帰るは稀なり〉

つまり、大村藩の隔離は、病人を山中の小屋に放置する〝棄民〟に近いものだったのです。当然、「退飯米」などは出されません。すべて病人を出した家の自己負担となります。〈その病家にては、病人を遠く離れたる山中に移し置て、日々に飲食衣薬等一切需用の品を運び、医師を頼み、〔運送・音信のために〕山使を傭《やと》うなど、その費用夥《おびただ》しく、且《か》つ一旦山に運入《はこびい》れたる物品は、再《ふたたび》人里に持帰ることならざれば、俚諺《りげん》に、疱瘡百貫と唱え、中等以下の生計にては大抵身代を潰し累代の住家をも離るるもの少なからず〉

「百貫」とは、今でいうと「数億円」。家族が疱瘡にかかると、それだけで破産してしまうというわけです。数字は大げさな表現でしょうが、「給付なき隔離」がいかに過酷なものであるかを歴史は教えてくれます。

江戸時代の「隔離」に関して、岡山県の津山藩にも興味深い史料が残されています。『津山松平藩町奉行日記』享和二（一八〇二）年十月九日条に、「疱瘡が流行している。通常、月平均の死者は十人くらいのところ、この九月は六十人が亡くなっている」と記録されています。当時の津山は人口七千人たらず。一カ月で六十人死ねば、人口の約一％になります。

これは、現代の「超過死亡」（過去の統計を基に推測される死者数からの増加）の概念と同じです。たとえば二〇二〇年四月の東京都の死亡数はおよそ一万人でした。これを二〇一九年の同月と比べると七百人近く多く、二〇一六〜一九年の平均よりも約千人多いことになります。この差によって新型感染症を原因とする死者の増加を推定します。その方法を江戸時代の津山藩は行っていたことになります。

疱瘡が流行中、藩主が市中を移動する際の様子も記されています。当時の津山藩主は少年で、「川狩り」（魚取り）が好きでした。城下を流れる吉井川に行くときは、事前に中奥目付から町奉行に「○○門から土手筋までに、疱瘡の患者はいるか？」と問い合わせます。すると町奉行は町年寄から情報を得て、「どこそこの借家に三、四人いるが、他にはいない」などと報告しました。翌日、藩主は「感染予防」のため、完全に戸窓が閉められた町をお供と通過し、「川狩り」に行っていたのです。

このように、感染症の流行時には、津山藩主は外出のたびに、患者の位置を事前に確認していました。まさに殿様の〝ゾーニング（隔離戦略）〟です。現在、各国の首脳が新型コロナ感染を防ぐために行っているような〝ゾーニング〟も実施していたのです。

「自粛」をやめさせた上杉鷹山

それに対して、こうした「隔離戦略」に真っ向から異を唱えた殿様もいました。「名君」の誉れ高い米沢藩の上杉鷹山（治憲《はるのり》）です。

弁護士で医事法制の研究者でもあった山崎佐《たすく》の『日本疫史及防疫史』には、寛政七（一七九五）年、米沢藩を襲った痘瘡流行が詳しく紹介されています。

〈その勢い、酷烈を極め、一藩上下を挙げて、その侵すところとなった〉という状況で、上杉鷹山はどんな手を打ったのでしょうか。

初夏、痘瘡流行の兆しがあり、藩士の家族に罹患者が増えてきたなかで、七月六日にまず鷹山が出したのは、「家族に流行病の罹患者がいても、出勤しても良い」という命令でした。「家内に疱瘡、麻疹、水痘の人がいれば、出仕当番を引き延ばすように、先般、指示を出したが、御内証《ごないしょう》、表向《おもてむき》ともに遠慮には及ばない」

「御内証」とは、殿様の近くの職。藩主の私生活の場での勤めです。「表向」とは政務の役所。どちらも「遠慮」、つまり「自粛」に及ばず、出勤して構わないというわけです。〝登庁禁止〟の正反対の〝登庁許可〟だったのです。

これに対して、『日本疫史及防疫史』では、「これはいまだ疱瘡を伝染病と考えておらぬからである」とコメントしています。しかし、私にはそうとは思えません。そもそも当時、疱瘡の伝染性はすでに庶民でも知っていました。江戸の人々の感染症リテラシーが、現代の我々が考える以上に高かったことは、これまで見てきたとおりです。

また米沢藩は当時、最先端の医書のコレクションをもっていました。そのもとは、同藩の家老だった直江兼続《かねつぐ》です。蔵書家としても知られる直江は、秀吉の朝鮮出兵の際、三百巻からなる医書『済世救方』をすべて筆写させるなど、貴重な医学書も集めていたのです。

さらに鷹山は、西洋医学の吸収にもきわめて積極的でした。杉田玄白や大槻玄沢が開いた蘭学塾に、藩費で医師を留学させてもいます。

では、なぜその鷹山があえて感染リスクを高めるような出仕の許可を出したのでしょうか。私の考えでは、鷹山の意図は「行政機能をストップさせないこと」にありました。登城を禁止すれば、藩主への感染リスクは低下しますが、その分、役所の仕事も停滞せざるをえません。感染症の流行は、一種の非常事態です。しかも飢饉と重なることも多い。そういう状況で、役所が機能不全を起こしたら、困るのは領民たちです。そこで鷹山は「自分にうつしても構わないから、役所を動かせ」と指示したのです。

矢継ぎ早の患者支援策

それだけではありません。鷹山は、次から次へと患者支援を実行します。

まず打ち出したのは、生活が成り立たない者がいれば申し出なさい、という指示でした。

「非常の流行に対しては、なかなか人力が及ぶところではなく、はなはだ気の毒に思う。生活が立ち行かなくなり、とくに苦しんでいる者がいるだろうから、かかる者については、頭領または近隣の者がよくよく心を用いて、さっそく申し出なさい」と述べています。

鷹山は「生活困窮者の洗い出し」から着手したのです。これが名君たる所以《ゆえん》です。定額で一斉に早く給付して人心を安心させる方法も大切ですが、鷹山は、本当に困っている人に支援を届けようとしました。続いて、一カ月後にもまた、「疱瘡流行のため、重ねてお手当を出します」と繰り返しています。

また、家族全員が罹患し、看病する者がいなくなってしまう事態も想定し、「首尾よく快復するように、常に見回って、隣近所で助け合うように」と、家庭看護の〝崩壊〟が起きないように心を砕いています。

さらには江戸から天然痘専門の医者も呼び寄せて、対策チームの指揮を執らせました。医学リテラシーの高い米沢藩らしい先進性です。

当時、往診の際には、医者にお酒を出す習慣があったので「病家や疱瘡人は、衣服を少しも飾らないでよい。酒や肴を出すのも無用」としました。しかも「薬礼に及ばず」、医者への謝礼も不要としました。医療の無償提供です。

加えて、こうした施策を進めていることが知られているのは「まだ城下町だけで、遠方には伝えられていない」と、遠隔地域の領民にも目を配っています。都市と山間部の医療格差を問題にしたのです。江戸から来た医者一人だけでは手が回らないので、「薬剤方」と「禁忌物」に関する心得書を刊行して、遠方の山間部の人々にまで配布しました。地元の医者に対しては、「上手な医者の指示を受けて、治療に携わるように」と命じています。情報の共有などによって、医療格差の是正に取り組んだのです。

このとき、鷹山は、「御国民療治」という言い方をしています。「国民」、つまり大切な藩の領民は、必要な医療を受けなくてはならないという強い意思に基づいて、次々に手を打ちました。江戸時代に「藩主よりも領民のほうが大事だ」という意識を持った為政者がいたのです。これは現代を生きる私たちが忘れてはならないリーダーのあり方だといえます。

名君の遺した最後の教訓

実は、鷹山はもうひとつ大きな教訓を遺しています。

鷹山の先進的な対策にもかかわらず、この疱瘡パンデミックで、米沢領内では「感染者は、八千三百八十九人、そのうち死者は、二千六十四人」（死亡率は約二五％）にも達してしまいました。正しい努力を行い、とことん手を尽くしたとしても、感染が食い止められるとは限りません。それだけ感染症と対峙することは難しいのです。

鷹山は、これだけ手を尽くしたにもかかわらず、多くの領民が死んだのを悔やみ、〈去年、痘瘡流行、国民夭折につき、年始御儀式を略殺す〉と、翌年の正月の祝賀をやめました。そして、被害の規模を詳細にきちんと記録に残しています。「江戸の名君」と呼ばれるような為政者は、これほどの気持ちで、民の命に向き合っていました。

感染症流行時の「生活支援」「医療支援」は、国民として当然、享受してよい権利（＝国民療治）です。国民は税金をそのために払っています。観光キャンペーンに兆単位の税金を使いながら、コロナ患者を看る看護師の困窮に無策もしくは「遅策」なのは問題ではないでしょうか。医療現場の自己犠牲に頼るパンデミック対策であってはなりません。

古文書を読んでいると、「江戸時代の我々より後退していないか」と鷹山に叱られているような気になります。

第四章　はしかが歴史を動かした

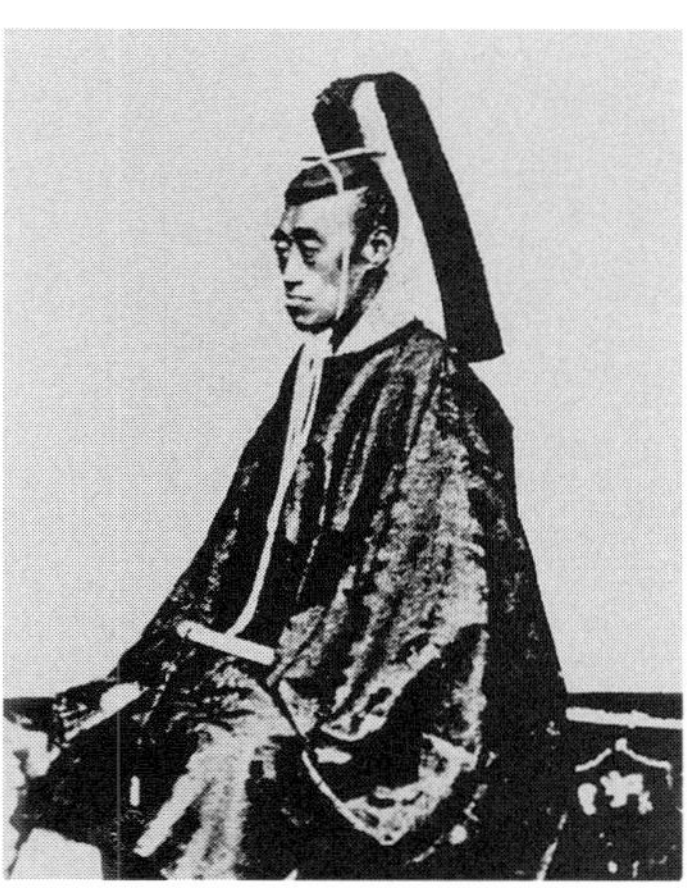

鍋島閑叟（国立国会図書館所蔵）

「横綱級」のウイルスに備えるには

日本の歴史上、猛威をふるった感染症の代表的なものとして、麻疹、いわゆるはしかが挙げられます。この先、世界を襲う感染症は新型コロナウイルスだけに限りません。私たちにとって、もっと対処の難しい、危険な感染症が襲ってくる可能性もあるのです。新型コロナは「『幕下』クラスのウイルスにすぎない」（根路銘《ねろめ》国昭氏）というウイルス学者もいらっしゃいます。再生医療研究者の高橋政代氏は「ただ、死亡率が高い欧州の新型コロナウイルスは変異によって大関クラスになっている可能性がある」、「強毒性のウイルスが蔓延すれば、国の人口の何割かの命が失われる可能性は十分にあります」と指摘されています（『プレジデントオンライン』、二〇二〇年四月十日）。新型コロナは、こんなに大変なのに、長い人類史からみれば「たいしたことのない」、相撲でいえば幕下級か大関級のウイルスにすぎないようです。もっと本当に怖い「横綱級」のウイルスの出現に、我々は備えなければならないのです。

ここで麻疹を取り上げる理由としては、いろんな感染症の中でも、うつりやすい感染症の代表ともいえるからです。

新型コロナウイルスや季節性のインフルエンザの基本再生産数は2から3とされていま
す。何の対策も講じない状態だと、一人の罹患者から二〜三人にうつると考えられます。この場合、相当な数のウイルスを体内に取り込まないと、感染、発症はしないと言われています。

ところが、麻疹の基本再生産数は12から18とされています。新型コロナの数倍も感染力が強いのです。飛沫を受けなくても、同じ空間に居ただけで空気感染して、高い確率で罹患してしまうというレベルです。免疫を持っていなければほとんどの人が発症します。

現在では、麻疹のワクチンが普及して感染者は激減していますが、それでも今なお治療薬は開発されていません。しかも感染者の約三割が肺炎、脳炎などの合併症を起こすのも、麻疹の恐ろしいところです。解熱などの対症療法や、栄養状態などがよくなったので、致死率は下がっているとはいいながら、世界全体でみると、近年でも年におよそ一千万人がかかり、十万人以上が命を落としています。日本でも今では年間一千例を下回っていますが、二〇〇〇年代に入っても十万人から二十万人の患者が発生していたという推計がありま す。今の先進国でも致死率は〇・一〜〇・二%とされ、五百〜千人に一人は亡くなっています。ましてや、ワクチンも近代医療もなかった時代には、どれほどの脅威だったのでしょうか。

江戸時代には十三回のはしかの大流行がありました。俗に「疱瘡は器量定め、はしかは命定め」と言いました。天然痘は顔にあばたが残ってしまう、麻疹は命を落とす危険性が高いというわけです。かかった人は、二十人に一人ぐらいの割合で肺炎に移行してしまう。肺炎に移行した人は三人に一人が死んでしまうというので、六十人に一人、二%近くが命を落としていたことになります。三百人の会社だと五〜六人が亡くなってしまうわけです。特に子どもがかかりやすい、こわい病気でした。

江戸時代はおよそ二百六十年間ですから、平均すると二十年に一回のペースで麻疹が流行したことになりますが、これは偶然ではありません。

あまりにも麻疹の感染力が強いために、一度流行が起きると、多くの人々が一斉にかかってしまいます。さいわいなことに、麻疹は一度かかると一生ものの免疫を持つことができますから、みんなが免疫抗体を持つことになり、しばらく流行は起こらなくなります。それが二十年ほど経つと世代交代が進みます。免疫を得た人たちが他界していき、前回の流行のときに罹患しなかった人たちが増えてくると、再び麻疹が流行するのです。江戸時代を通じて、流行→集団免疫獲得→世代交代→再び流行→集団免疫……というサイクルを繰り返してきました。このようにワクチンのない時代には、麻疹の流行は食い止める術《すべ》のない災厄だったのです。

もうひとつ、麻疹の特徴として、症状が重篤化する前にウイルスの感染力が強くなるという点があります。

ウイルスに感染した後、十日から十二日の潜伏期があります。そこから二～四日、カタル期というのですが、三十八度前後の発熱や咳などが続いた後、いったん少し熱が下がるのです。

その後、再度の高熱とともに、赤い発疹が出ます（発疹期）。はじめは首などに出て、顔などから全身に広がっていきます。こうなると、もう外を出歩くなどとてもできません。発症初期のカタル期に感染力が高まるのです。これは今回の新型コロナウイルスに少し似ています。はっきりとした症状が出る前の人があちこち出歩いて、感染を広げることができてしまいます。われわれ人類にとって最も質《たち》の悪いウイルスです。

私は感染症の歴史を勉強して、麻疹の広がり方を知っていましたので、今回のコロナウイルスが無症状でも感染する可能性があるという情報が入ってきたときに、これははしかの場合と似ている、だとすると、もう水際で止めることは不可能で、パンデミックになると確信しました。

こうしたタイプのウイルスは、はしかの例からしても、ワクチンの開発がないと、なかなか前と同じ生活には戻れません。さらに今回のコロナウイルスの場合は、多くの専門家の見解などからも、はしかのように一回かかると、まず確実に生涯免疫を持てるものでもなさそうです。その意味でも、ワクチンという防御策がなかった時代に、より感染力の強い麻疹に、日本人がどのように対処したのかを知ることは、とても重要だと考えます。

はしか・イナスリ・あかもがさ

では、日本史のなかの麻疹についてみていきたいのですが、第三章でも紹介した『日本疾病史』によると、人類が麻疹という病気と付き合うようになったのは、それほど昔のことではないことがわかります。といっても、中国では宋代、日本では平安時代にははっきり麻疹とみられる記述がありますから、一千年の歴史はありそうです。西洋でも、五世紀あたりに麻疹ではないかとされる記録もありますが、きちんとひとつの病気として認識されるのは十四世紀以後だとしています。

日本の史料で最初にはっきりと麻疹が登場するのは、長徳四（九九八）年のことです。一条天皇の治世、清少納言や紫式部の時代です。

『扶桑略記』（扶桑は日本の異称）という天台宗の僧侶、皇円がまとめた歴史書には、「赤斑瘡」という病気が登場します。これは「せきはんそう」「あかもがさ」と読むのですが、「もがさ」とは天然痘のこと。つまり、体に赤い発疹が出る、天然痘に似ているが異なる病気として、区別して「赤斑瘡」と呼んだわけです。

ここで病名について少しお話ししますと、「麻疹」というのは中国での呼び名ですが、「はしか」と呼ばれるのはなぜでしょうか。『日本疾病史』によると、鎌倉時代からそう呼ばれるようになった、とのことで、諸々の説を紹介しています。まず、稲や麦の芒《のぎ》、穂先の毛のようなところを「はしか」といい、そこから来たという説があります。では、なぜ稲麦の芒が「はしか」かというと、喉にちくちく刺さって〈いがらき心地するを云う〉、いがらっぽく感じるのを、畿内や西国では「はしかい」というからです。つまり、麻疹にかかると、喉などが炎症を起こし、いがらっぽくなることから来ているのではないか、というわけです。

また、室町時代の終わりには、「イナスリ」と呼ばれたこともあります。これも稲がこすれる、という意味なのでしょうが、たとえば、『妙法寺記』という史料があります。これは『勝山記《かつやまき》』ともいい、妙法寺という甲斐の国、河口湖畔にあったお寺の歴代住職が書き継いだもので、甲斐の武田氏の動向など、戦国期の関東の様子を記した年代記です。

このなかにも、ちゃんと麻疹の記述があります。永正十（一五一三）年には〈此年麻疹世間に流行す〉。そして、大永三（一五二三）年は〈此年少童疸を病む。またイナスリを病む。大概はつるるなり〉と記されています。これによって、少なくとも甲斐の国でははしかを「イナスリ」と呼んでいたことがわかります。

武田信玄が生まれたのは大永元年です。正確にいえば、「信玄」というのは出家後の法号なので、名字がつくのは本当はおかしいのです。親鸞や西行に名字がつかないのと同じです。だから、武田晴信（信玄）とするほうがより正確なのですが、それはともかく、信玄が生まれて二年後に甲斐の国ではしかが流行り、小さな子どもが罹患していました。〈大概はつるるなり〉ですから、「果てる」、つまり死んでしまいます。実は、この大永三年の十一月に、信玄の兄の竹松が七歳で亡くなっています。この死の原因が麻疹であった可能性は少なくないと思われます。

この兄の死によって、信玄は武田家の嫡男となり、後に戦国最強といわれた軍団を率いることになりました。甲斐の国で起きたはしかの流行が、戦国日本の動向に少なからぬ影響を与えたのではないか——、そう考えることもできます。

『栄花物語』の観察眼

少し寄り道をしましたが、話を平安時代の麻疹流行に戻します。

先にも挙げた『扶桑略記』の長徳四（九九八）年の記述には、こんなくだりがあります。原文は漢文ですので、解説を加えながら、読み下していきたいと思います。

「夏より冬に至り、疫瘡遍発。六、七月間、都で男女の死者が甚だしく多かった。下人は死なず、四位より下の人の妻（の被害）が最も甚だしかった」「世にこれを赤斑瘡という」

夏から冬まで半年以上、「遍発」ですから、あらゆるところで麻疹が流行した、というわけです。注目したいのは、「下人」すなわち使用人は死亡せず、四位以下の官位ですから、中級以下の貴族の女性たちが最も被害甚大だったという記述です。

ここから推測できるのは、ソーシャル・ディスタンスの問題です。下人というのは町場やいろんなところに出入りしていますから、ある意味では、貴族社会の中で最も感染しやすい層だといえます。それに対して、四位以下など、それなりの官位を持つ家の妻たちは、邸内にいて、以前の流行時に免疫を得ていなかった可能性があります。感染の機会が多かった下人たちは、すでに流行の初期に罹患して、早々に免疫を獲得していたのに対し、そこそこの深窓の女性たちが結果的に大流行の犠牲となってしまった。しかし、三位以上の超ハイソな貴族の妻たちは、あまりにも庶民社会から遠ざけられていたため、感染がさほどでもなかった——、そんな推理も可能かもしれません。

『日本疾病史』には、平安期の麻疹の流行が年表化されていますが、それによると、九九八年を皮切りに、一〇二五年、一〇七七年、一〇九三〜九四年、一一一三年、一一二七年、一一六三年とおおよそ二十年ごとに起きています。この章のはじめにお話しした、感染流行と集団免疫のサイクルは、この時期から確認できるわけです。

その意味で、私が感心したのは『栄花物語』です。これは九世紀後半の宇多天皇から堀河天皇までの約二百年間を記した歴史物語ですが、仮名で書かれ、赤染衛門《あかぞめえもん》ら女性の知識人の手でまとめられたと伝えられています。この『栄花物語』の麻疹の記述が非常に的確なのです。

まず最初の長徳四（九九八）年の流行では、〈今年、例の裳瘡《もがさ》にはあらで、いと赤き瘡《かさ》の細かなる、いできて、老いたる若き、上下わかずこれを病み〉、つまりこれまでの天然痘とは違い、非常に赤い発疹が細かく出る病気であること、そして、年齢も身分も関係なく罹患することを記します。そして、次の流行（万寿二〔一〇二五〕年）では、〈始めのたび病まぬひとの、このたび病むなりけり〉という観察を加えています。つまり、前回の長徳四年に感染しなかった人が、今回、罹患している、というわけです。

さらにすごいのは、その次の流行、承暦元（一〇七七）年のときの記述です。

〈五十三年にいできたれば、老いたる、若きとなく、親子も分かず、一たびに病みければ、起きたる人少なくぞありける。六七十の人は、人のもとにも少なければ、いといみじくなんありける〉

まず、この麻疹の流行が五十三年ぶりのものであることを正確に認識しています。さらに五十年以上経っているので、ほとんどの人は前の流行を経験していないから、親子もいっぺんに感染し、床に伏してしまったとの分析もなされてます。そして、六十歳以上の人たち、つまり「前の流行を経験した人には罹患者が少ない」とし、「このことはとても興味深い」とまで言っているのです。

この記事は、日本列島の人々が免疫について、千年たらず前からやんわりと認識し始めたことを示しています。漠然としていますが、免疫の認識をもちはじめ、それを記録した初期のものではないでしょうか。もちろん免疫とか抗体価といった言葉はありませんが、感染状況を観察し、以前の記録と照らして、何らかの傾向を見出そうとする点に、平安人の科学的な視線を感じます。

戦乱の世の地域差

この後も二十年から三十年ごとに、決まったように麻疹の流行はやってきます。そのなかで目に留まるのは、文明十六（一四八四）年の『多聞院日記』の記録です。有名な応仁の乱が起きるのが一四六七年ですから、まさに乱世に突入した時代になります。多聞院は、奈良の興福寺にある塔頭《たっちゅう》（小院）で、『多聞院日記』は文明十年から江戸の初めの元和四（一六一八）年にかけて近畿地方の情勢を記した貴重な史料です。

先に触れた『妙法寺記』もそうですが、中世は寺院が主たる「知の集積所」となっていて、そこに病気の記録ものこされています。さて、この『多聞院日記』には、春からはしかが流行、とあり、〈七八十歳の者に至るまでこれを病む。小児においては言うに及ばざるものなり〉と書いてあります。つまり、高齢者も麻疹にかかるという事態は、通例にないことで、特筆すべきだという認識があることがうかがえます。室町時代になると、はしかには免疫があって、すでに麻疹の流行を経験しているであろう七、八十歳の老人はかからない、ということが常識になっていたのでしょう。

この時、なぜ老人までかかったのかを推理するのは、材料が少なすぎて難しいのですが、ひとつ考えられるのは、応仁の乱に代表されるような社会の混乱でしょう。平常の地方と中央が安全に交流できる状況下では、はしかのような感染症も広がりやすくなります。ところが、室町の後期となると、世の中が一番荒れていて、地方と中央の分断が進んでいた可能性もあると思います。

この『多聞院日記』の記述には続きがあって、〈他国では多くが死去せしむ。当国当所においては疹《はしか》により死去の者は少なし〉。他国では死者が大勢出ているが、畿内である奈良では麻疹による死者は少ないというのです。つまり、このとき、麻疹の流行に地域による差が出ていたと書かれています。戦乱などで、中央と地方が分断されることで、日本列島内の感染の形態にも違いが生じていたのかもしれません。

この地域の違いに着目する視線は、江戸時代になると、いっそう精密なものになり、感染症の叙述も詳しくなっていきます。

元禄期に起きた社会の変化

そこで江戸時代の史料に残された麻疹パンデミックをみていきましょう。

宝永五（一七〇八）年、秋から翌年の春にかけ〈日本六十余州おしなめて麻疹流行して〉〈この患にて死するもの多し〉と記しているのは、香月牛山《かげつぎゅうざん》という医者の書いた医書『牛山活套《ぎゅうざんかっとう》』です。香月牛山は若いころ、貝原益軒に学んだこともある人物で、皇族の治療も担当するなど、京都と福岡の小倉で活躍しました。この記録が興味深いのは、自ら麻疹の患者を治療した様子が記されていることです。

〈予、京師の高倉の旅館にあって、この病を治すること五百三十余人なり、そのうち一人も死するものなし〉、自分は京都の旅館で五百人以上の患者を診て、一人も死ななかった、と書いています。

では、どんな医療を施したかというと、葛根連翹湯《かっこんれんぎょうとう》という薬を用いた、と書かれています。熱や腫《は》れを引かせて、血液の循環を良くするといった治療だったと思われますが、基本的には症状の緩和をはかり、ちゃんと保温をしたり、水分を摂《と》らせたりして、患者自身の回復を待つ対症療法だったのでしょう。

麻疹にはいまもって治療薬はないと述べましたが、十八世紀に入るころには、発症した時の患者の体調管理はずいぶん向上していきます。はしかというのは、先進国とそうでないところで死亡率が大きく違う病気でもあります。

江戸時代を研究していて感じるのは、ちょうど元禄あたり、西暦で一七〇〇年のあたりを境に、いくつか日本社会に変化が生じている事実です。私はそれを「先進国化の萌芽」とみているのですが、まず、ひとびとが幽霊とか妖怪を本気で信じなくなります。一六〇〇年代までの日本人はお化けや妖怪を本気で恐れていました。しかし、一七〇〇年頃を過ぎると、怪談などは盛んに語られるのですが、それは娯楽のフィクション、という意味合いが増してきます。とくに知識人がそうなります。怪異は次第に現実ではなく、面白がって遊ぶ娯楽の対象にもなってゆきました。江戸中後期になると、人々が中世以前のようには、本気で神仏や怪異を恐れなくなります。もちろん、いつまでも迷信を信じたり、国学者などで、新たに目に見えない世界のことを思想化する者もあらわれますが、全体の趨勢《すうせい》としては、思考が世俗的で現実的になってくるのです。

もうひとつ言いますと、この時期、一般の人たちの住まいが決定的に変わりました。まず床を張るのが普通になったことです。私たちは学校で、縄文人や弥生人は竪穴式住居で土の上に寝ていたというように教わってきたのですが、実は江戸時代の初期までは、貧しい農民などの家は、掘っ立て柱に、地面に藁《わら》を敷いて寝ているというのは決して珍しくありませんでした。それが、このあたりから階層を問わず、礎石の上に柱を立て、ちゃんと床を張った、しっかりとした家になるのです。家の中は暖かくなり、衛生状態も格段に向上しました。栄養状態も良くなっていきました。「五百人以上の麻疹の患者を診て、一人も死ななかった」という記述の背景には、そうした社会衛生の向上があったと考えられます。

都市化とパンデミック

ただ、問題なのは、栄養状態や衛生面の向上は良かったのですが、人々の往来が激しくなり、都市への人口集中が進んだりして、かえって感染症が広がりやすい環境になってしまうことです。

　江戸時代でも、一七五〇年ごろから一七八〇年あたり、年号でいうと宝暦から安永ぐらいにかけて、明らかな「都市経済」の発達がありました。それを端的に表しているのが、外食産業の流行です。よく江戸の老舗《しにせ》といいますが、ちゃんと店を構えて、建物の中で飲食するという姿は、実は江戸時代の半ば過ぎになって、ようやくあらわれる形態なのです。それ以前には、外での飲食はもっぱら屋台でした。

　だから、『忠臣蔵』などのドラマで、大石内蔵助《くらのすけ》たちが店に入ってそばを食べながら話をするシーンなどが出てきますが、あれはあり得ません。吉良邸の討ち入りは、元禄十五（一七〇二）年ですが、そのころには、ちゃんと建物の中でそばを食べさせるようなお店は、まずなかったのです。そんな店ができたのは、のちの時代です。『忠臣蔵』当時の江戸はさびしいものでした。たとえば、いまの永田町あたりにいたとして、ちゃんと建物の中で外食しようと思い立ったら、大変です。延々と歩いて、浅草の雷門の前のあたりまで行って、ようやく奈良茶飯のお店が一軒ある、といった具合でした。そこで、お茶の葉っぱとお米を一緒に炊いて、ご飯の色が茶色になっただけの奈良茶飯を食べられるのです。弘化三（一八四六）年刊行の山東京伝『蜘蛛の糸巻』には「百五六十年以前は、江戸に飯を売る店はなかりし」と記しています。江戸も後期になって、藪蕎麦だとか砂場といった名店が建つようになってくるのです。

屋内での外食産業が盛んになってくると、江戸という大都市で麻疹のパンデミックが起こりやすくなります。宝暦三（一七五三）年の夏から秋にかけて〈東都麻疹大流行〉（『麻疹精要方』）。また『麻疹気候録』という本には、麻疹の流行が〈九州より上方へ至る〉とも書かれています。つまり、列島内の人の移動と共に、麻疹も移動したことが観察されるようになります。

麻疹が海を渡る

そして、十九世紀に入り、享和三（一八〇三）年に日本全国で起きた麻疹パンデミックの際には、驚くべきことに、流行がどのように日本中に広がっていったのかが、当時の史料からある程度トレースできるようになるのです。しかも、その感染ルートは海を越えて、大陸、朝鮮までリンクしたものでした。

整理して説明しましょう。

この年の三月初旬、朝廷の医官で、幕府にも招かれて医学館の教授を務めた荻野台州《おぎのだいしゅう》が、徳川家斉の侍医でもあった幕府の奥医師、多紀桂山《たきけいざん》のもとに手紙を送ってきます。多紀氏というのは、家康以来、徳川将軍家に仕えた医者の名門です。

そこには「前の年に、朝鮮で麻疹が大いに流行していて、対馬に薬を送ってほしいと言ってきていると耳にした。どうも虚誕（でたらめ）とも思えない。かつて麻疹が流行したときも、朝鮮から対馬にやってきて、対馬から長門（山口県）に伝わり、それから東西一般に広がったと聞いている」と書かれていました。はたして、江戸では四月中は病人が少なかったのに、五月の端午の節句の後には〈皆病むに至る〉のです（多紀元堅『時還読我書』）。つまり、前の年に朝鮮で流行した麻疹が、海を越えて、五月には江戸にまで到達していることがわかります。当時の医者、学者の間では、朝鮮でどんな病気が流行っているのか、といった話までやりとりする情報ネットワークができていました。

これを『朝鮮医事年表』（三木栄編著、思文閣出版）でみてみると、やはり享和二年には紅疫、すなわち麻疹が流行しています。朝鮮の王宮で、十月二十九日から王と王妃にはしかの兆候がみられ、翌十一月の初旬には罹患していることが明らかです。そして、約二週間後に快癒して、医師や関連の役人たちに褒美《ほうび》が下されたと書かれています。

さらに『麻疹啓廸《けいてき》』（「啓廸」は啓発の意）という書物には、長崎から江戸に帰ってきた医生から聞いた話として、感染の経路が詳しく述べられています。それによると、長崎では二月の初めに麻疹が流行しており、真偽確かならぬ噂として〈唐船より彼地に伝え来れり〉、つまり海を渡って病が伝わってきたと言われていました。この医生が四月に大坂に入ると、もう大坂でも京都でも流行が始まっていた、とあります。この本では江戸での流行は三月末から四、五月にわたったとしています。江戸では六月に入って収まっていくのですが、〈四月末よりはすでに北漸す〉、さらに東北地方に向かっていったようです。これによって、おおよその伝播速度がわかります。二月の初めに長崎に上陸してから、三カ月か四カ月の間に、麻疹が日本列島をなめ尽くしていったわけです。ちなみに、この『麻疹啓廸』の著者は大槻玄沢といって、杉田玄白、前野良沢の弟子で、日本の蘭学を牽引した一人でした。

先ほどの多紀家にもたらされた情報では、朝鮮半島から対馬を経由して山口に入るという感染ルートが疑われていましたが、大槻玄沢が伝え聞いたのは、中国から長崎に入るルートです。さらに、ここでは言及されていませんが、中国から琉球、そして薩摩に入るルートも考えられるでしょう。いずれにしても江戸後期になると、感染症が中国や朝鮮から海を越えてもたらされるという事態が、医学者たちの間では意識されていたのです。

こうなると、この享和三年前後の、中国での感染状況を調べたいのですが、今回はそこまで手が回りませんでした。中国では、麻疹をあらわすのに、瘟《えやみ》という字をよく使いますが、たとえば長沙市の自治体史などをみると、江戸で流行したのと重なる時期に、麻疹の記録がはっきり出てきます。

実は私が所属する国際日本文化研究センターには、中国の自治体が編んだ地域史の史料集など、数多くの資料類が収められています。これは村山富市内閣のときに構想され、結局、実現しなかった日中の歴史共同研究プロジェクトに備えて集められたものなのですが、このように、海を越えた感染症の流行などを調べるときに、そうした史料は非常に役に立ちます。いずれ、これらの中国の史料も精査したいと考えています。

この享和の麻疹流行については、当時の多くの医書が取り上げています。これは江戸後期の医学の発展を見るうえでも興味深いものです。たとえば『麻疹必用』には、この年の麻疹は〈死亡危急の輩〉、死に至る患者は多くないけれども、〈余毒〉、麻疹の後の後遺症が甚だしいとあります。頭痛がしたり、瘰癧《るいれき》、頸部のリンパ節に腫れ物ができたり、目に入ったり、〈手足かなわず〉、手足の自由がきかなくなったり、腰の周りに悪瘡が起きたりして、後々まで障害を負ってしまう人も数限りなかったと書かれています。

また『医事雑話』という本では、子どもと妊婦のはしかに注目しています。〈初生の小児は〔死を〕免るること能《あた》わず、妊婦は疹熱の故に堕胎す〉、〈この夏より秋に至りて、小児を葬ること多し〉、赤ん坊は感染すると命を落としてしまい、妊婦ははしかの熱で堕胎してしまったのでしょう。このように江戸の後期には、単に麻疹そのものだけではなく、感染症がもたらす後遺症や妊婦に及ぼす影響についても、すでに医療の対象として強い関心が持たれ、記録として残るようになっているのです。

幕末を襲った大流行

ここまで、江戸期における麻疹パンデミックの記録をたどってきましたが、最後に、文久二（一八六二）年の麻疹流行をみていきたいと思います。すでに時代は幕末、この年の一月には坂下門外の変で老中安藤信正が襲われ、二月には十四代将軍徳川家茂と和宮内親王の婚礼が行われ、四月には薩摩から藩兵を率いた島津久光が京都に上るという、まさに黒船来航以来、海外からの重圧を感じながら、国内が騒然としている時期です。そのなかで麻疹の流行が発生しました。それがどのような波紋を巻き起こしたかを、特に長崎と京都の動向に着目してみていきましょう。

『武江年表』という徳川家康の江戸城入りから明治六（一八七三）年までの江戸で起きた出来事を記した、非常に役に立つ地誌があるのですが、この文久二年のパンデミックの際、感染経路について、当時の風聞が詳しく書き留められています。まずは、それをみていきましょう。

この年の夏、江戸で麻疹が流行するのですが、〈後に聞けば、二月の頃、西洋の船、崎《き》陽《よう》に泊して、この病を伝え、次第に京、大坂に弘《ひろ》まり〉とあります。崎陽とは長崎のことです。長崎に入港した異国船が感染源となった、というわけです。さらに江戸での流行のきっかけとしては、〈小石川某寺の所化《しょけ》何がし二人、中国より江戸に来りし旅中に煩いて、四月の頃病中、寺内へ入り、闔山《こうざん》の所化に伝染しけるが、それより五月の末に至り、少しく行われ、六月の末よりは次第に熾《さかん》にして、衆庶枕を並べて臥《ふ》したり〉となります。所化とは修行僧のことです。中国とは中国地方のことでしょう。つまり、移動の多い修行僧がウイルスを伝播し、お寺がクラスターとなったのです。このときのはしかはかなり死者を出したようで、〈寺院は葬式を行うに遑《いとま》なく、日本橋上には一日棺の渡ること、二百に及べる日もありしとぞ〉と記されています。

長崎で起きた鍋島はしか騒動

では、日本での感染のスタートとなったらしい長崎は、どんな状況だったのか。それをうかがうことができるのが、小城《おぎ》藩に残された一連の文書です。

この文書を読むと、佐賀藩の藩主までもが長崎で麻疹に罹患してしまい、その影響が周辺の藩にまで広がっていく様子がわかります。

この小城藩というのは、いまの佐賀県小城市にあった佐賀藩の支藩です。七万三千二百五十石、代々鍋島家が藩主をつとめてきました。以下に紹介するのは、『小城藩日記』にみる近世佐賀医学・洋学史料』(青木歳幸・野口朋隆共編、佐賀大学地域学歴史文化研究センター)に収められた書簡です。

まず、最初の手紙は、佐賀藩にいた小城藩士、西川形左衛門から、地元の松崎七兵衛ほかに送ったものです。文久二(一八六二)年四月二十四日、小城藩主である鍋島直亮《なおすけ》が、〈御不例〉、病気となり罷《まか》り出でることが出来なくなったので〈閑叟《かんそう》様被聞召《きこしめされ》御気之毒被思召《おぼしめされ》〉、閑叟がそれを聞いて気の毒に思い、〈牧春堂被差越候《さしこされそうろう》〉、本家である佐賀藩から医師の牧春堂を小城藩に派遣することにした、というわけです。この閑叟は、幕末の名君の一人とされた佐賀藩主、鍋島直正です。この時にはすでに息子の直大《なおひろ》に藩主を譲って、閑叟を名乗っています。

そして二日後の四月二十六日、やはり西川から松崎らへ第二便が送られます。それによると、本家である佐賀藩の藩主、鍋島直大が長崎で麻疹にかかってしまいました。長崎表でのお勤め向きもお断りになったとの風聞が伝わってきています。そこでさっそく閑叟の侍医も務めた大石良英を派遣しましたが、藩医である牧春堂もそちらに向かうと知らせてきたのです。

もともと鍋島閑叟は西洋の科学技術を取り入れることに積極的で、開明君主の代表的存在でした。蘭方医の伊東玄朴を召し抱えて、牛痘の予防接種にもいちはやく取り組みます。そして、自分の息子にも牛痘を接種させました。実は直大は、日本で最初に牛痘を接種された殿様だったのです。

前にも述べましたが、江戸時代において最も大事にされていたのが殿様の命です。当然、感染症への警戒も厳重になされていたに違いなく、最大のソーシャル・ディスタンスが取られていたはずです。それでも藩主まで感染してしまったということは、長崎市中では相当激しく感染が広がっていたことがうかがえます。さらに、幾重にも守られていたはずの殿様にまで感染が及ぶタイムラグを考えると、四月よりも前の時点で、市中感染は始まっていたことも推測できます。

さて、藩主が出先の長崎で麻疹にかかってしまった佐賀藩は大騒ぎになります。なによりまず、殿様を長崎から佐賀まで戻さなくてはなりません。そこで登場するのが、電流丸という船です。これは安政五（一八五八）年、佐賀藩がオランダから購入した木造砲艦でした。ある意味で、閑叟の秘密兵器といっていいでしょう。それに殿様を乗せて佐賀まで帰ってくることに決まったが、いつ帰城になるかはまだわからない、というのが四月二十八日の手紙です。

佐賀藩は福岡藩と交代で、長崎の警備を務めていました。外国船の出入りする長崎は、日本にとって国防の最前線でした。幕末になると、その重要性はさらに増します。佐賀藩は嘉永三（一八五〇）年から、自領の伊王島《いおうじま》と神ノ島、四郎ヶ島に独自の砲台を築くなど、長崎港の海防警備を強めていました。

そうした緊迫した状況の中、五月になると佐賀藩士の間で麻疹が流行してしまうのです。

それも無理はありません。長崎で麻疹にかかった藩主をそのままにして寝かせておかずに、船に乗せてわざわざ佐賀まで運んできてしまったのですから。

その流行は小城藩にも広がり、五月二十七日には〈麻疹流行に付き、医学・軍学会試延期の事〉という告知が出されます。〈明二十八日、医学・軍学御会試御定日之処、当時麻疹流行病人勝《がち》等に付《つき》〉差し延べる、と。つまり感染症の蔓延《まんえん》で、前から決まっていた医学と軍学の試験を延期にするという、現在と同じようなことが幕末の小城藩でも起きていたわけです。

朝廷の感染症対策

この文久のパンデミックは、いよいよ京都、それも宮廷をも襲います。

先に朝鮮の王室も麻疹に見舞われたという例を紹介しましたが、基本的にはまさに「上下なく」庶民から王様まで容赦なく襲うのが感染症です。どれだけ厳重に封鎖しても、宮廷の中にまで入り込んできます。

しかし、実は東アジアで最も感染症への防御力が高かったのが、日本の天皇でした。というのは、疱瘡などにかかった年齢などを調べると、天皇は罹患年齢が高いとされていま す。とにかく周りに病気の人間を近づけない、社会的距離を最大にとる方法で、感染症に罹患しないよう徹底した「ゾーニング」によって感染防止がなされていました。しかし、これはかえって、天皇を危険にさらしたかもしれません。天皇は幼時に感染症から防護されたぶん、天然痘などに高年齢になってから罹患するリスクを負いました。高齢で感染すれば重篤化しやすいわけで、病気によっては、厳重に守られていたがゆえに死亡リスクが生じた面もあったと思われます。

では、文久二（一八六二）年の京都はどうだったのでしょう。公式の伝記である『孝明天皇紀』をみていきましょう。

まず文久二年閏《うるう》八月十一日〈初夏以来麻疹流行患者多し〉とあり、そのため〈祇園社及護浄院に祈禳《きじよう》す〉と記されています。太陰太陽暦では二年か三年に一度、月をひとつ増やし閏月としていました。この文久二年は八月が二回あったわけです。

それで、十七日にわたって御祈禱《ごきとう》をするのですが、何をするかというと、「撫物《なでもの》」をしました。これは人形《ひとがた》を作って、手で撫で、その人形に病気の素をうつしたことにして、祈禱してもらったり、水に流したりするわけです。御衣加持《ぎよいかじ》といって、着ている装束などを撫物の代わりにすることもあります。親王や准后《じゅんこう》なども供えられたとされていますから、とにかく皇族方はみんな撫物を差し出して、祈禱してもらいます。

次に公家の間でも感染が広がっていったことが記されます。日付が前後しますが、六月八日に伏原《ふせはら》三位の息子も麻疹にかかったため、参朝を憚《はばか》る、すなわち朝廷に出仕することを遠慮すると記されています。この「伏原三位」は伏原宣諭《のぶさと》といって、岩倉具視《ともみ》の先生だった伏原宣明《のぶはる》の息子です。伏原家は儒学を家の学問としていて、宣明も岩倉や後の明治天皇に儒学を教えていました。岩倉具視は堀河家の次男だったのですが、彼の才を評価した伏原が、岩倉家に養子として推薦したとされています。

その伏原家の孫が罹患したというのは、いちがいに偶然とも言い切れない気がします。というのは、伏原家は代々、公家の若者に儒学を教える教育係をつとめていました。今でいえば、小学校や中学校の教師です。子どもたちと日常的に接触している伏原先生は、感染の確率がどうしても高くなったのではないかと考えられるのです。

なぜこの伏原の感染が重要なのかというのは、続く文章を読むとわかってきます。

〈此御所親王ニモ未《いまだ》被遊候間総《すべ》テ疸之通可心得《こころうべし》〉

まず「御所親王」とは、睦仁親王、後の明治天皇のことです。親王はいまだ麻疹に感染あそばされていない、だから、天然痘のとおりに心得るべきだ、というわけです。つまり最高レベルの警戒態勢を取りなさい、という要請が出されたことになります。孝明天皇には何人も子どもがいましたが、最終的に男の子は後の明治天皇一人になってしまいます。その睦仁親王を防護しなくてはならない、と、御所に大変な緊張が走ったことがうかがえます。

さらに翌日の九日になると、非蔵人《ひくろうど》という御所の世話をする人たちについても、麻疹にかかった本人や、家族に罹患者が出た者にも〈不出〉、自宅待機が検討されるようになります。そうなると、〈麻疹流行につき、非蔵人無人、就中《なかんずく》別番之輩《ともがら》無人〉という事態になっていきます。つまり、朝廷内の実務者が不足しました。別番というのは、六人の当番で回しているところが、人が足りないから五人で回すといったように、交代要員もいなくなってしまいました。麻疹パンデミックによる一時的な「朝廷崩壊」が起きたといっていいでしょう。

このとき、宮中で定めた出仕の基準も記されています。

まず〈痘人〉、感染がわかった者は七十五日間、御所に出てきてはいけません。これは天然痘のときと同じ基準です。麻疹はこんなに長く感染力が維持されないのですが、おそらく睦仁親王への感染を恐れていることもあって、最も厳しい基準になっています。

次に、いまでいう「濃厚接触者」の基準が示されます。〈痘人同居之人同様同火之者〉は出仕してはいけません。同居の者はわかるとして、「同火の者」とは何かといえば、要するに、同じ火でつくったご飯を食べている者という意味なのです。同じかまどの火で料理したものを食べた者同士は濃厚接触とみなしました。この考え方は古くからありましたが、結果的に、食物を共有したことによる感染を防ぐ効果はあったでしょう。

この同居、同火という基準を重視されていたことは、〈別棟不同火者総《すべ》テ不及憚〉、別の棟に住み、食事も別にとっている者は出仕をはばかるには及ばない、と念を押していることでもうかがえます。たとえば親子であっても、住むところやかまどの火が別ならば問題ない、とされたのです。

麻疹が攘夷を加速させた

朝廷には、このような事態になって、七月、八月と人手がまったく足りなくなり、どうすることもできないという苦情がたくさん寄せられています。たとえば、配膳の取次ぎをする〈御手長《おてなが》五位〉と呼ばれる人たちや、〈近習五位〉といって帝の身の回りの世話をする五位以上の公家たちがみな麻疹にかかり、業務が差し支えているとか、御所の詰所が空になるといった事態が次々に報告されています。

京都全体での状況はどうだったのでしょうか。地域的には下京から上京へ、商業地から御所周辺へと感染が広がりました。また『定功卿記』（朝廷と幕府の折衝にあたる武家伝奏を務めた公家、野宮定功《ののみやさだいさ》による記録）によると、〈毎家凡《およそ》七八人　或《あるいは》十人病之〉、家ごとに七、八人、どうかすると十人がこれを病むというわけですから、大変な事態です。公家の家の標準的な構成というと、五人家族に加え、同じくらいの数の雇い人がいて、世帯の人数は十人前後が平均的ですから、家内の大半が罹患した状態になっていたとみられます。

そして、閏八月十八日、非常に重要な「事件」が起こります。

〈親王以下群臣に勅して更に攘夷の所見を上らしむ〉

つまり、孝明天皇が親王をはじめ、公家たちに対して、あらためて攘夷の意志を強く表明した、というわけです。

見過ごしてはならないのは、『孝明天皇紀』において、ここまで見てきたように、閏八月十一日以降、延々と麻疹の大流行を記述してきた後に、この発言が示されていることです。

都に疫病が流行り、公家たちもばたばたと病に倒れ、自分の周りの近習たちまで出仕できなくなり、御所が無人状態になってしまっていました。その病はどこから来たかといえば、長崎から東に広がってきたことは明らかでした。さらにいえば、その源として、唐船だ、西洋船だという声が上がっていました。

「疫病流行の背景には、異国との接近があるのではないか」――もともと攘夷論者であった孝明天皇は、このパンデミックに直面することで、一層強く、攘夷＝外国との距離＝ディスタンスを維持することを考えるようになった、とみることも可能でしょう。その意味では、孝明天皇の攘夷とは、けっして観念的なものだけではなく、感染症を媒介として、まさに「異国は日本を害する」との現実に根差した認識を反映したものでもありました。

第一章で、幕末においてペリーの艦隊が持ち込んだと目《もく》されたコレラの流行が、攘夷の気運を高めたことに触れましたが、文久二（一八六二）年の麻疹流行もまた、日本史に大きな影響を与えたといえるでしょう。このように感染症という補助線を引いてみると、日本史の新たな姿が見えてくるのです。

第五章　感染の波は何度も襲来する

――スペイン風邪百年目の教訓

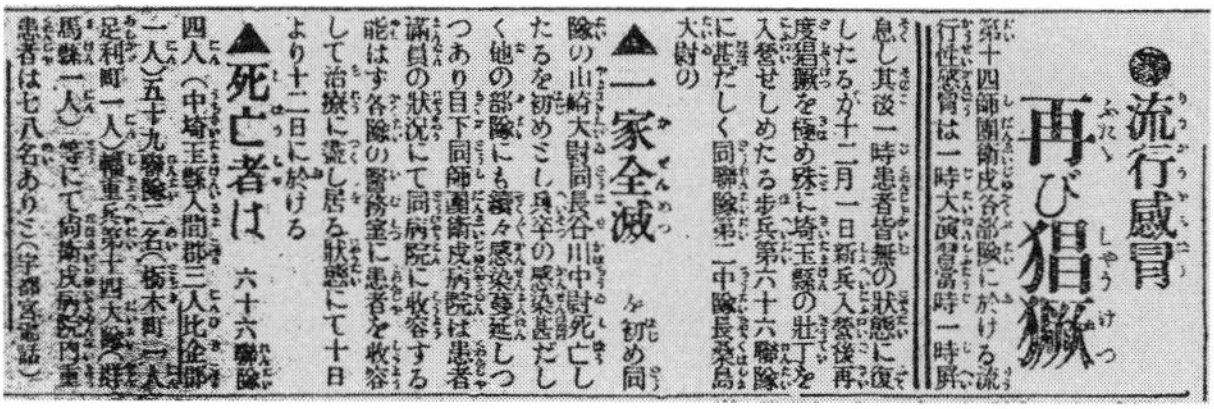
流行感冒
再び猖獗
第十四師團衛戍各部隊に於ける流行性感冒は一時大演習當時一時屏息し其後一時患者皆無の状態に復したるが十二月一日新兵入營後再度猖獗を極め殊に埼玉縣の壯丁を入營せしめたる歩兵第六十六聯隊に甚だしく同聯隊第二中隊長桑島大尉の
▲一家全滅 を初め同隊の山崎大尉同長谷川中尉死亡したるを初めとし兵卒の感染甚だしく他の部隊にも續々感染蔓延しつつあり目下同師團衛戍病院は患者滿員の状況にて同病院に收容する能はず各隊の醫務室に患者を收容して治療に盡し居る状態にて十日より十二日に於ける
▲死亡者は 六十六聯隊四人（中埼玉縣入間郡三人比企郡一人）五十九聯隊二名（栃木町一人足利町一人）輜重兵第十四大隊（群馬縣一人）等にて尚衛戍病院内重患者は七八名ありと（宇都宮電話）

『東京朝日新聞』（大正七年十二月十三日付）

高まった致死率

新型コロナの流行が今後どうなるのか、正確には誰にもわかりません。今回のウイルスが〝新型つまり未知のウイルス〟である以上、完全な予測は不可能です。しかし、我々は、あいまいでも〝コロナ終息までのロードマップ〟のイメージをもたねば、何事も計画が立ちません。その際、役に立つのは、第一に、自然科学のウイルスの知識であり、第二に、歴史的経験です。過去のパンデミックの歴史をまったく参考にせずに、我々の今後を考えることはできないでしょう。

今回の新型コロナウイルス感染拡大の「第一波」の状況をみると、「実効再生産数（一人の感染者が生み出した二次感染者数の平均値）」は、東京都内で二〇二〇年三月下旬には「2」前後だったのですが、コメディアンの志村けんさんの感染死ショックや「緊急事態宣言」と「外出の自粛要請」が一定の効果を発揮したとみられ、やがて「1」に近づいていきました。

ところが、五月二十五日に緊急事態宣言が全国で解除され、さまざまな「行動自粛」が緩和されるようになると、六月下旬から再び感染者数の増加傾向がみられました。解除が早すぎると、感染が再燃して、流行が長期化し、かえって経済活動を損なうのですが、待ちきれず、観光支援事業として「GO TOトラベルキャンペーン」を前倒しでやってしまいました。そんなことで、七月末から八月には「第二波」がピークを迎える事態になりました。

五月下旬から六月上旬の段階では、ウイルスは、たとえば、新宿の「夜の街」などに関連する人々の体内で、くすぶっていました。それでも、感染の再拡大を防ぐ方法は、あったかもしれません。その方法は、中国の新型コロナ対策にあたった専門家・鍾南山氏が提唱し、既に、その効果も実証済みでした。まず市街からウイルスが消滅する見込み期間・期限を専門家が「いつまで」「何週間」と提示します。政府はその期間まで厳密に行動制限を継続し、ウイルスが十分に減少してから制限を解除するのです。

しかし、日本は民主主義・自由市場経済の国です。政治経済の体制が中国とは全く異なります。日本に限らず、政治経済の自由度の高い国々では「経済が大事」という声が大きく、制限解除を過剰に早める傾向があります。そうすると、流行が長引いて消費が落ち、かえって経済を悪化させることもあります。そうした自由主義諸国が、「感染源」と目されながらいち早く「プラスの経済成長」に転じた中国に「怨念」に近い複雑な思いを抱く事態も生じました。これは新型コロナ第一波の歴史的経験として自覚しておいたほうがよいでしょう。

ふりかえってみれば、第一波のときは、感染が、とくに危険でした。この段階では、新型コロナは、重症化を防ぐ有効な対症療法さえ一定せず、治療法がはっきりしない病気でした。

もちろん、ワクチンもありません。こういう時は、活動の制限をしてでも、感染速度をゆるめ、ワクチン開発や治療法がわかるまでの時間稼ぎが必要になります。時間を稼いでいると、ウイルスのほうから、弱毒化してくれる幸運も時にはあります。感染速度が速いと、ウイルスが変異する確率も高まります。かかるに任せていると、たちの悪いウイルスも子孫をのこしますから、強毒化の危険も高まります。とにかく、パンデミックの時は、感染速度を緩やかにしなければなりません。

第一波の初期には、レムデシビル（エボラ出血熱用）や、アビガン（新型強毒性インフルエンザ用）のような既存の抗ウイルス薬が、ほんとうに新型コロナウイルスの増殖も抑えるのか、議論が二転三転していました。どちらの薬も「新型コロナ用」に開発されたものではありません。タミフル、リレンザ、イナビル、ラピアクタが、ばっちりインフルエンザウイルスに効くようには効いてくれませんでした。五月七日になって、レムデシビルは新型コロナ治療薬として厚労省に特例承認されましたが、アビガンは、八月末の時点でも、承認にむけた治験継続中の状態です。

第一波の初期には、抗ウイルス薬はおろか、死亡や重症化を防ぐ、対症療法用の薬剤も、はっきりしていませんでした。ところが、「自粛」して感染をしのいでいると、一つの幸運がありました。デキサメタゾン（商品名「デカドロン」）というありふれたステロイド剤が、新型コロナ患者の死亡率を有意に下げることがわかったのです。比較的安い薬です。これが、とくに人工呼吸器をつけるほどの重症患者の死亡率をはっきりと下げていました。

ワクチンの開発も進んでいます。副作用や安全性の問題もあり、過剰な期待はできませんが、パンデミックは波のように我々を襲ってくるものの、歴史的に類似の例をみると、ワクチン開発がなくても、たいてい数年で終わっています。今回は、ワクチンの援軍もありそうです。これから、我々は元の日常にゆっくり近づいていくことでしょう。

しかし、「ワクチン」も弱毒化もない状況下では、「ヒト同士の接触の抑制」以外に方策はありません。ですから、第一波のときの「外出・営業自粛」や「在宅勤務」は、無駄でも間違いでもありません。死者を増やさないために必要な措置でした。しかし、感染状況が収束に向かうならば、当然、行動抑制を緩和し、社会や経済の活動を再開していく必要があります。

現状では、接触抑制→感染者数の減少→抑制策の緩和→感染者数が再び増加する→再び抑制策の強化といった繰り返しをきめ細かく続けるほかはないでしょう。

新型コロナは、致死率はともかく、無症状でも他人にうつるので、感染が大規模に一気に拡がります。患者の分母が大きくなるので、致死率が数%でも、死者数が大きくなるやっかいな感染症です。

この新型コロナについて、歴史的に参照対象にされるのは、やはり百年前の「スペイン風邪」（スペイン・インフルエンザ）でしょう。このパンデミックは、一つの波の期間は長くても六カ月で、猛烈な感染ピークの期間は二〜四カ月でした。

「新型コロナウイルス」と「新型インフルエンザウイルス」という違いはあるものの、「感染致死率は一割に達しないが、患者一人が二〜三人にうつす感染力でパンデミックとなり、世界で多数の死者を出す」という点で、特徴は、百年前の「スペイン風邪（A／H1N1亜型、当時の新型インフルエンザ）」のパンデミックと似ています。もちろん、百年前とは、医療事情も違いますし、比較できないところは、まったくできないので、注意しなければなりません。しかし、今回の新型コロナに類似した歴史現象で、近代科学の記録が最も多く残されているものは、やはり、スペイン風邪です。

ですから、今回の新型コロナの〝終息までのロードマップ〟を考える上でも、このスペイン風邪の分析は避けて通れません。

第一章で紹介した『日本を襲ったスペイン・インフルエンザ』で、私の恩師でもある速水融《あきら》先生が詳細に描いていますが、スペイン風邪は、終息まで約二年かかり、その間、三つの流行の波が襲来しました。

「第一波」（「春の先触れ」）は、一九一八年五月から七月まで。

「第二波」（「前流行」）は、一九一八年十月から翌年五月頃まで。

「第三波」（「後流行」）は、一九一九年十二月から翌年五月頃まで。

すると、今回の新型コロナウイルスも、「また十月から十二月あたりに新たな波が始まって、来年春先まで続くかもしれない」と警戒する必要があります。「高温・湿潤」より「低温・乾燥」の方が、ウイルスの感染効率が高まるからです。

新型ウイルスのパンデミックは、しばしば「第二波」「第三波」が生じます。ウイルスが変異したり、他地域から繰り返し感染が持ち込まれ、人口の大部分が免疫（＝「集団免疫」）を得るまで流行するからです。しかも、スペイン風邪の場合は、変異によって、第一波よりも第二波のほうが致死率が高まりました。

スペイン風邪の「第一波（春の先触れ）」では、最初の流行であるため、広く多くの人々が感染したと考えられます。ただし、死者はほとんど出ていません。ところが、一九一八年十月からの「第二波（前流行）」では、ウイルスが変異して致死率が高まり、二十六万六千人もの死者が出ました。とくに十一月から猛威を振るい、翌年一月に死者が集中したのです。

当時の新聞が伝えた惨状

速水先生が集めた当時の新聞は、第二波がもたらした惨状を伝えています。

〈悪性感冒　益猖獗《ますますしょうけつ》す　余病を併発した患者の死亡率が急激に増加す　火葬場に於ては棺桶を積置きて〉（『上毛新報』一九一八年十月三十日付）

〈悪性感冒で全村惨死〉（『北海タイムス』一九一九年一月三十日付）。これは、人口二百七十六人の会津地方吾妻村で二百七十名が死亡したことを伝える記事です。〈悪感冒の産む悲惨　下層階級は生活上に大打撃　救済機関設置の急務〉（『高知新聞』一九一八年十一月十六日付）。パンデミックによる経済への打撃を伝えています。これは今も同じ問題が起きています。

また医療崩壊は百年前にも起きていました。〈入院は皆お断り　医者も看護婦も総倒れ　赤十字病院は眼科全滅〉（『東京朝日新聞』一九一九年二月三日付）

そして一九一九年十二月からの「第三波（後流行）」でも、十八万七千人もの死者が出ました。「第二波」よりも感染者は少なかったのですが、致死率が高まり（約五％）、多くの死者が出たのです。この「第三波」について、速水先生は重要な指摘をしています。〈当時、毎年一二月一日は新兵の入営日だったが、入営後一〇日以内に、各聯隊、海兵団等においてインフルエンザが流行した。これは、新兵たちが「前流行（第二波）」でインフルエンザ・ウイルスに遭遇せず、いわば無防備のまま、ウイルスの渦巻く兵営に飛び込んでしまったからである。（略）この軍隊における罹患こそ、本格的な「後流行（第三波）」の点火剤となったのである〉（『日本を襲ったスペイン・インフルエンザ』）

こう述べて、一九一九年十二月上旬の軍隊での「初年兵」の大量感染が全国各地で「第三波」の発火点になったことを伝える記事を多数引用しています。つまり軍隊クラスターが各地で起きてしまったのです。

「第三波」では、とくに一九二〇年一月以降に「本格的な殺戮」がやってきました。この時期、ようやく新聞も国民に本腰を入れて社会的隔離を呼びかけるようになります。

〈この恐しき死亡率を見よ　流感の恐怖時代襲来す　咳一つ出ても外出するな〉(『東京朝日新聞』一九二〇年一月十一日付)

〈場合に依っては隔離　団体的に廉《やす》いマスクを造れ〉(『神戸新聞』一九二〇年一月二十三日付)

その一方、少し感染が収まったようにみえると、すぐに油断してしまうのも、今と変わりません。

〈生命が惜くないか　マスクは何処《どこ》へ棄《す》てた　市民は最早《もはや》流感を忘れマスクを掛ける人は少くなった　文明国中此れ程生命を愛しない国民はない〉(『神戸新聞』一九二〇年二月三日付)

といっても、この記事は流行開始から二年も経ってからのものなので、実際にはすでに

〝収束期〟に入っていたといえるでしょう。

しかし、この時期になってようやく〈流感は伝染病　内務省の決定〉（『信濃毎日新聞』一九二〇年三月十四日付）という記事が出ています。長野県当局が三月になってもまだ新しく感染による死亡者が出ている状況を報告したところ、内務省衛生局長がやっと流行性感冒を法定伝染病に入れると回答してきたのです。あまりにも対応が遅すぎます。行政の後手を象徴する記事だといえるでしょう。

〝歴史は細部に宿る〟といいますが、『日本を襲ったスペイン・インフルエンザ』は、〈三つの波それぞれの特徴〉、〈流行時期や規模の地域ごとの違い〉、〈(軍隊、学校、工場、交通機関など）各集団・組織内での流行の具体的な様相〉を細かく描いていて、今日の我々も、さまざまな具体的な教訓が得られます。

貿易港だった神戸はとくに被害が大きく、「ヒトの移動・密集・接触」する場が流行の拠点となり、当時の新聞は、市電の運転手の欠勤で運行本数を減らしたことを伝えています。今回の新型コロナでも、ロンドンでバス運転手に多数の死者が出ました。

つまり、医療従事者だけでなく、タクシー運転手や宅配業者、さらにスーパーやコンビニの店員といった「不特定多数に（二メートル以内で）接触する人」の防護策が必要だということです。現在、欧米でも、「市民生活に必要不可欠な仕事の従事者（エッセンシャル・ワーカー）」の死亡率が高くなっていますが、高性能のマスクなど防護用品は、医療従事者や介護施設職員だけでなく、こうした人々にも配布すべきです。

百年前と変わらない自粛文化

ところで、今回の新型コロナウイルスに際して、欧米では「外出禁止」や「マスク着用」が〝強制〟され、法的にも取り締まりの対象となっていますが、〝ペナルティーを科す西洋文化〟と〝要請と自粛の日本文化〟のコントラストは、スペイン風邪の頃から続いています。

〈〔神戸市では〕この年〔一九二〇年〕は、マスクの使用が奨励された。アメリカのように強制的に、マスクを着けない者は電車に乗せない、というほどではなかったが〉（『日本を襲ったスペイン・インフルエンザ』）

〝日本の自粛文化〟も、百年程度ではびくともしない強固な伝統なのかもしれません。

教育行政に〝決まったことを変えられない〟組織伝統があるのも気になります。今回、「学校の四月からの新学期再開」に教育委員会等がこだわった例がありました。保護者や生徒から反対の声が上がり、その後、「緊急事態宣言」が出て再開方針が撤回されました。

百年前も同じで、〈伏見のある小学校では、阪神方面への修学旅行が実施されようとしていた。阪神地方は流行の最も激しいところであり、父兄側は延期を申し出たが、学校側は変更不可能とした。このような時期に、阪神方面へ修学旅行を計画するだけでも無謀としか言い様がない〉と速水先生は述べています。今と変わらない光景です。「教育長はもっと柔軟に感染症に対応するべき」が歴史の教訓です。遠隔授業の整備が必要です。

修学旅行と言えば、今も昔も京都。緊急事態宣言発令の際には、京都府・京都市より、京都への観光の自粛が呼びかけられましたが、百年前は気の毒なことに修学旅行客の流入が止みませんでした。速水先生は、各大都市の死亡率のグラフを載せていますが、「第二波（前流行）」において、東京も抜いて最も死亡率が高いのは、京都市です。

現在「旅行や帰省くらいは大丈夫」と考えている方が少数ながらいるかもしれませんが、そうではないのです。例えば、人口が多いわけではないのに、百年前の青森県では大きな被害が出ました。その理由について、速水先生はこう述べています。

〈青森県から北海道への出稼者が多く、全国からウイルスを持って集まった出稼労働者から感染し、そうした感染者が青森県に帰ることによって流行を広めたことが考えられる。（略）青森には函館や室蘭とつながる航路があり、ここは北海道と内地を結ぶ結節点であった。インフルエンザ罹患者が行き来し、ウイルスを振りまいた可能性が高い〉

ウイルスはヒトとともに移動します。これが、百年前の教訓です。

今回の新型コロナウイルスでも、「第一波」の対処には改善すべき点が多々あります。「五輪」や「経済」への影響を考慮して海外との交通遮断が遅れたうえ、隔離場所の確保をためらって、自宅療養にとどめ、被害を拡大させてしまった点です。すばやく思いきった交通遮断が結局、経済被害も対策費も小さくします。

たとえば三月になってようやく中国便がほぼ飛ばなくなりましたが、遅きに失したといえるでしょう。ただその後もしばらく、ヨーロッパなどへの渡航は制限されず、その結果、ヨーロッパからの帰国者がクラスターの火種になりました。

今後、日本国内で感染拡大が収まっても、海外からウイルスが持ち込まれる可能性は非常に高い。「出入国」を止めないなら、「十四日間の隔離」を徹底しなければいけません。「自宅やホテルで療養」ではダメです。隔離を徹底できないなら、「出入国」を止めなければばならない。

また、スペイン風邪の時には、サンフランシスコとセントルイスは、活動制限を早く解除しすぎて、「第二波」が生じ、痛い目にあっています。

人間がウイルスより優勢なのは天然痘とポリオぐらいです。撲滅宣言を出せたのは、天然痘だけです。ウイルスとは共存するしかない面があります。「集団免疫」を獲得するまで何度かの流行の波に襲われます。ですから、「ワクチンを開発し、これで集団免疫を得る」というのが、我々の〝ゴール〟となります。

しかし「ワクチン開発」には、通常一年半から二年ほどかかります。現在、「早くても一般的な実用化は二〇二一年」と見られています。すると次の大流行に「ワクチン」が間に合わない可能性もあります。そのため、どうしても自粛が必要になります。

と同時に、「第一波」「第二波」が収束した後、常に次の感染の波の発生を警戒しながら、経済も〝再始動〟しなければなりません。流行抑止には「活動の自粛」が重要ですが、これをずっと続ければ、日本経済は死に絶えてしまいます。

このジレンマをどう克服するかが今後、大きな課題となるわけです。

「患者叩き」は百害あって一利なし

現在、「患者叩き」「感染者の謝罪」という現象が起きています。こういう風潮はあってはならない人権侵害で、何の利益もありません。百害あって一利なしです。「感染の隠蔽《いんぺい》」を促して、かえって感染を拡げることにもつながります。また別の観点から言えば、「感染者＝免疫獲得者」は、〝経済活動の再始動〟にあたって〝大切な戦力〟になります。

第一章でも触れましたが、スペイン風邪が流行していた一九一八年十一月、帰国前にシンガポールに寄港した軍艦「矢矧《やはぎ》」の艦内で感染爆発が起き、多くの死者が出ました（死亡率一〇％）。ほぼ全乗員が罹患して病に倒れ、「機関停止漂泊寸前」の「矢矧」を支えたのは、地中海方面に派遣され、すでに感染して免疫を獲得していた巡洋艦「明石」の乗組員たちでした。「抗体検査」は、こうした〝戦力〟を見つけ出す手段ともなります。

「高性能マスク」や「防護服」の確保も不可欠です。最もリスクが高い医療関係者の防護には、次の波の襲来前に万全の備えを整えるべきです。医療現場の要望に応えるには、予算や人員を惜しんではなりません。

同じような備えが必要なのは「老人介護施設」です。フランスでは、全体の死者数の約四割が介護施設の入居者です。さらに、二〇二〇年四月に日本の「警察学校」で感染者が出ましたが、「寄宿舎」「刑務所」など集団で寝起きするような空間はどこも危険で、感染対策のマニュアル化を徹底する必要があります。

スペイン風邪では、軍隊が流行の拠点となりましたが、今回、百年前と異なるのは、クルーズ船の検疫でも見られたように、自衛隊が感染予防の〝見本〟を示していることです。おそらく化学兵器に対する訓練が行き届いているからですが、自衛隊の感染防止ノウハウは国民間で広く共有すべきでしょう。

「神経質」が「お守り」に

歴史は単なる過去の記録ではありません。日常生活でも生かすことのできる教訓の宝庫です。

私自身も歴史から学んでいます。たとえば帰宅時に靴底を消毒しています。外出時も、こまめな手の消毒のため、消毒液の噴霧ボトルを携帯しています。手袋もしています。新型コロナウイルスは、インフルエンザウイルス以上に〝タフ〟で、体外でも条件が整えば三日間ほど〝長生き〟することもあり、物の表面などに付着して人体に入り込むので、頻繁な消毒が必要でしょう。

現代の研究と照らし合わせると、さらに有効です。シンガポール国立感染症センターとDSOナショナル・ラボラトリーズ（旧国防科学研究所）が、新型コロナ感染者の隔離部屋でウイルスの残留を調査したところ、椅子、ベッドの柵、ガラス窓、床、照明のスイッチ、ドアの取っ手、便器などが汚染されていました。その上で、手などが直接触れる部分は一日二回、床は一日一回、一般的な消毒液を使って清掃すれば、ウイルスは死滅すると報告しています。こうした知見は、いま日本でも増えている「家庭内感染」を防ぐ上でも重要で、冷蔵庫の取っ手やパソコンのキーボードも消毒すべきでしょう。

クルーズ船の検疫でも自衛官は、頭からつま先まで完全防護をしていました。私も外出時は、マスクだけでなく、ウイルスの髪への付着を防ぐために、深い帽子を被っています。昔の人は防寒のために頭巾をかぶることがありましたが、あれは感染症予防としても有効だったと思います。

「神経質だ」と笑われても〝転ばぬ先の杖〟、これくらい予防策を徹底することが、文字通り〝お守り（防護）〟になります。営業を再開した店舗や施設にしても、予防の徹底が〝安心感〟を生み、〝経済活動の再始動〟が容易になるはずです。

とはいえ、目下心配なのは、将来不安と経済苦による自殺者の増加です。リーマンショックと違って、感染の波はいずれいったんはおさまり、一、二年のうちにはワクチンができます。それまでの我慢です。自殺だけはどうか思いとどまっていただきたいのです。歴史上、終息しなかったパンデミックはありません。

「給付」をめぐっても、歴史の教訓があります。

江戸時代の話になりますが、承応三（一六五四）年、岡山藩で大洪水が起き、領民が飢死する状況で、殿様の池田光政は、「救い米」（男に二合、女と十五歳以下の子供に一合）を配ろうとし、十人の郡奉行《こおりぶぎよう》と個別面談をしました。この時の記録が、『池田光政日記』の「八月十八日の条」に残っています。

郡奉行たちが「不正受給が生じる」と躊躇《ちゆうちよ》するのに対し、光政はこう応えます。「多少だまし取られるのは仕方がない。人を死なせてしまうのが大悪だ」。

今回の緊急経済対策でも、公平性など細部の議論が長々とありました。不安を解消するのは、すばやさです。一気に一律に給付を行う。これが池田光政が出した答えで、まさに正解でした。
我々がやるべきことは、すでに歴史が答えを出していることが多いのかもしれません。

第六章　患者史のすすめ

——京都女学生の「感染日記」

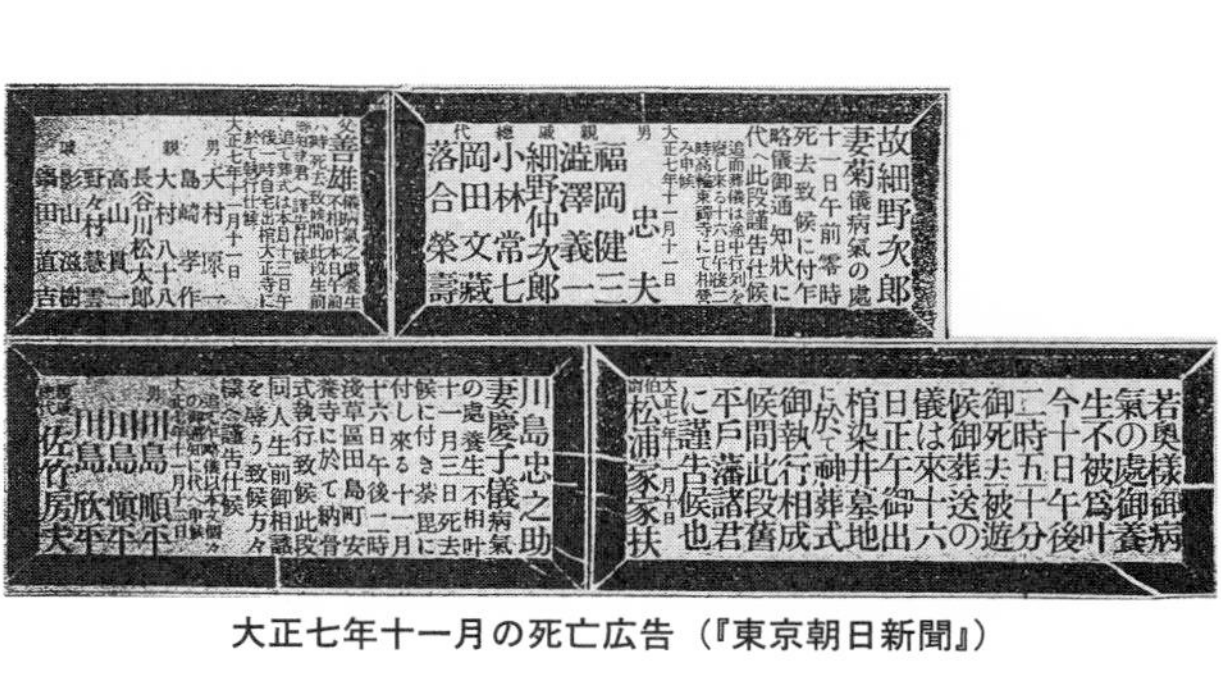

故細野次郎妻菊儀病氣の處十一日午前零時死去致候に付乍略儀御通知狀に代へ此段謹告仕候
追而葬儀は途中行列を廢し來る十六日午後二時高輪東禪寺にて相營み申候
大正七年十一月十一日
男　忠夫
親戚總代　福岡健三　澁澤義一　細野仲次郎　小林常七　岡田文藏　落合榮壽

父善雄儀病氣之處養生不相叶本日午前八時死去致候間此段生前知己諸君へ謹告仕候
追て葬式は本月十三日午後一時自宅出棺大正寺に於て執行仕候
大正七年十一月十一日
男　大村環一
親　島崎孝作　大村八十八　長谷川松太郎　高山貫一　野々村慧雲
友　影山滋樹　田直吉

川島忠之助妻慶子儀病氣の處養生不相叶十一月三日死去候に付き茶毘に付し來る十一月十六日午後二時淺草區田島町安養寺に於て納骨安式執行致候此段同人生前御相識を辱う致候方々樣へ謹告仕候
男　川島順平　川島愼平　川島欣平
親戚總代　川島房太　佐竹

若奥樣御病氣の處御養生不被爲叶今十日午後二時五十分御死去被遊候御葬送の儀は來十六日正午御出棺染井墓地に於て神葬式御執行相成候間此段舊平戸藩諸君に謹告候也
大正七年十一月十日
伯爵松浦家家扶

大正七年十一月の死亡広告（『東京朝日新聞』）

日記が伝える「生きた歴史」

パンデミックの歴史を研究していると、重要なものが欠けていることに気づきます。それは「患者史」、つまり患者の側から見た歴史です。

病原体の発見や医療技術・薬の進歩を追った「医学史」や、上下水道や医療施設などのインフラ、厚生政策などを対象とした「衛生史」は、それでも多くの研究がなされているのですが、特に感染症の実態を知り、対策を考えていこうとすると、患者側からの、個人のみた証言がきわめて重要なのです。

たとえばいつ、どこで感染したのか、どういった症状がどのくらい続いたのか、周りの人にどれだけ広がったのか、どのような予防対策に取り組んだのか、といった細かな経験の集積こそ、現代の私たちが学ぶべき「生きた歴史」、「命を守るための歴史」といえます。歴史のなかには、感染症を抑え込んだ成功体験だけでなく、予防を怠ってしまったり、クラスターを形成してしまったりした失敗経験もあり、後世が生かせる教訓がつまっているのです。

パンデミックを研究する場合、しばしば死者が何人出たか、感染者数は何人かといった統計で語られがちです。私自身もそうした研究を行ってきましたし、数値をしっかりと把握することはとても重要です。しかし、統計だけをみていると、どうしても、人間の死を死亡「一」という数字に単純に置き換えて、考えてしまいます。その死亡「一」の実相はさまざまです。患者一人一人には、それぞれの感情や物語や現場があるのです。

マクロな統計の背後には、ミクロな一人一人の患者史があります。それを強く意識していないと、病気の歴史は「医者史」、「医療技術史」になってしまって、「患者史」、「生活史」、「命の歴史」になりません。次々に、親しい人の命が奪われていくパンデミックの中で、人はどう行動し、どのような感情を抱えていたのか、それをすくい取るためには、市《し》井《せい》の人々や文学者たちの残した言葉は非常に参考になります。

以下の章では、スペイン風邪にかかった「患者」たちの証言に注目していきたいと思います。

まず紹介したいのは、京都の一人の女学生の日記です。これはもちろん、スペイン風邪の記録を残そうというような意識で綴られたものではありません。しかし、それだけにパンデミックに直面した普通の市民の日常が、素直に描き出されているのです。

弟が「成金風」にかかる

京都の真ん中、富小路通四条下ル《とみのこうじどおりしじょうさが》にある真宗大谷派の徳正寺で、百年前の日記がみつかりました。書いたのは、このお寺に生まれた井上（結婚後は野田）正子さん。十二歳から十六歳までの日記でした。正子さんは、ドイツ近現代史の研究で知られる京都大学名誉教授・野田宣雄さんの実母にあたります。

この正子さんの又甥にあたる扉野良人《とびらのらびと》、本名・井上迅さんから、私に知らせがあり、この日記を読む機会を得ました。扉野良人編「十二歳のスペイン風邪　大伯母の百年前日記野田正子日記抄」（季村敏夫編『河口から』六号、二〇二〇年）として、すでに一部が翻刻《ほんこく》され、ご遺族の許可をいただけたので、この日記の内容を紹介したいと思います。

この日記には、百年前に流行った「スペイン風邪」のインフルエンザの有様が記されています。百年前のインフルエンザの大流行（パンデミック）のなかで、ひとつの家族が、どのように生きたのか、小さな歴史（ミクロ・ヒストリー）として、追ってみたいと思います。

当時、インフルエンザが今以上に恐ろしい病気だったことは、これまでにも述べてきました。ワクチンがなく、タミフルやリレンザなどという、よく効く薬もありません。スペイン風邪とよばれた新型インフルエンザは、四回にわたって、波のように、大正時代の日本に押し寄せ、たくさんの人の命を奪ったのです。多くの子どもたちもこのインフルエンザで苦しみました。

なかでも京都市は、大正七（一九一八）年の秋、第一波よりも致死率が高かった第二波の直撃を受けました。速水融『日本を襲ったスペイン・インフルエンザ』が指摘するように、日本で一番死んだ人の割合が高かったのです。

それでも大正八（一九一九）年の春になるとなんとかおさまったかのように見えたのですが、大正九（一九二〇）年が近づくと、またインフルエンザになる人がふえて、ばたばたと、人が死にはじめたのです。三回目の波の襲来でした。第一波、第二波で罹患せず、免疫を獲得できなかった人たちが犠牲になりました。罹患者百人あたりでなんと五人以上（五％）が亡くなったのです。

三回の大流行を経て、さすがに日本中の人の過半数が、このインフルエンザに一度はかかり、この病気の免疫をもつようになります。そのため、次の年、大正九年に、四回目の流行はあったものの、小さなものでおさまりました。

この四回のインフルエンザの流行で、結局、日本人の百人に一人が命を落としたのです。


このすさまじいインフルエンザのなか、徳正寺の井上家の人たちは、どうやって生きのびたのでしょうか。正子さん十二歳の日記をみていきましょう。

日記によると、最初に井上家に病気が入ってきたのは、大正七年六月二十九日のことでした。ただ、この年の五月四日に、井上家の広島の祖母が亡くなっているから、ひょっとすると、これが井上家にふりかかってきた、最初のスペイン風邪のわざわいであった可能性もあります。


とにかく、六月二十九日に、正子さんが、午後三時に、徳正寺の家に帰ってくると、広島県からお祖父さんが来ていました。お祖父さんは、おみやげに文房具を持ってきていて、正子さんは大変喜びます。そうしているうちに、正子さんのお父さんは、奈良に仕事に行くので、徳正寺を出ました。

それからしばらくして、開智小学校に通っている弟の彰淳くんが、大変なことになります。熱がありそうだ、というので、体温計ではかってみると、なんと三十九度もの高い熱があリました。これではいけないというので、お医者さんの若山先生に往診に来てもらうと、先生は弟を診《み》て言いました。

「べつに、たいしたことはなく、このごろ流行している成金風《なりきんかぜ》というものだ」

成金風はスペイン風邪の別名です。当時、日本は第一次世界大戦の軍需景気に湧き、「船成金」「鉄成金」などと称される成功者たちが生まれました。戦争バブルの時代だったのです。

正子さんの弟は、スペイン風邪の一回目のはやりで、さっそく罹患したことになります。徳正寺は、京都のど真ん中、人どおりがはげしい四条通から五十メートルのところにあります。インフルエンザをうつすかもしれない人がいっぱい近所を歩いていました。それで、だれよりも早く感染してしまったのかもしれません。

でも、これは井上家の人たちにとってかえって良かったともいえるのです。というのも、先ほど説明したように、第一波のスペイン風邪はそれほど人を死なせなかったからです。弟は、このとき免疫を得たために、二回目、三回目の人を殺す力の強くなったスペイン風邪にはかからなかった可能性があります。

実際、弟の熱はたった一日で、三十七度四分まで下がり、学校を二日休んだだけで、すっかり良くなりました。熱が出た日から数えて五日目には、円山公園まで、女中さんと歩いて、夜の花火を見に行けたほどでした。

ところが、八月十日になると、正子さんにも熱が出ます。翌日には三十九度以上に熱が上がり、夜通し、お母さんが氷枕で看病をしました。医者は少しチフスを疑いましたが、熱が急に三十九度に上がって、強い頭の痛みがあったと書かれていますから、これもインフルエンザだった可能性があります。井上家は、子どもが早いうちにスペイン風邪にかかり、これが予防接種がわりになって免疫を持つことができたといえるでしょう。

ただ、二回目の波が終わろうとした大正八年二月、正子さんはまた熱病に侵され、二十日間ちかく、学校を休みます。後に触れる永井荷風のように、二度インフルエンザにかかったとみられるケースもあります。正子さんもそうしたケースだったのかもしれません。

修学旅行から帰ってくると

大正七（一九一八）年の秋から、京都もスペイン風邪の第二波に襲われます。正子さんの日記を読むと、そのようすが、なまなましく記されています。時代の空気を感じるために、表記は旧かなづかいにしました。

十月になると、スペイン風邪で、どんどん死者が増えていきます。ところが、現代と違って、あぶないから家に籠って、じっとしているなどということは行われませんでした。〈昨日から蛭子講《えびすこう》だから、四条通の人出は、おびたゞしい。夜家中が買物に行つた。今井のかどなんかは人がいつぱいだつた。こんな事を人の山と云ふのだらう〉（十月十五日）というように、四条通は人でごったがえしていたようです。正子さんと弟は、お父さんに連れられて、京都岡崎でひらかれた博覧会にも足を運んでいます。

正子さんは、いまの堀川高校にあたる京都市立高等女学校に通っていたのですが、この時期、大阪への修学旅行も行われています。大阪は〈煙突から出す煙は空いつぱいに広《ひろが》り、さすがは日本一の商工業の盛《さかん》な都市〉だと感じたが、京都に帰ってくると〈やつぱり京が一番よいと思〉ったと記しています。

ところが、この修学旅行から帰ってくると、親しい友だちも病気になりはじめます。お茶のおけいこにいくと、けいこ仲間の清子さんがいません。

〈清子さんは御病気だつたのでなさらなかつた。この頃は、大変いやな風《かぜ》が流行するので、先生も父母も、私に気を付けよとおつしやる〉（十月二十二日）

徳正寺の井上家では、十月下旬から、はっきりと、スペイン風邪があぶない、と思いはじめて、子どもにも注意をうながしたことがわかります。それでも、女学校も小学校も休校にはしませんでした。それどころか、弟の通う開智小学校は運動会も開いています。そのうち、スペイン風邪の感染は、どんどん広がっていきます。五日ほどたってまた、お茶のおけいこにいくと、今度は新たに二人が病気で休んでいました。

〈寺町の寺村さんのお喜久さんも、お美代さんも御病気でお休みになつて、私と清子さんとがした〉（十月二十七日）

お茶の席では、同じ茶碗で、お濃茶《こいちゃ》を回し飲みしますから、正子さんは、スペイン風邪から回復したばかりの清子さんと同じお茶を回して飲んだのだと思われますが、八月にインフルエンザらしき病気に一回かかっていたためか、このときは何とか罹患は避けられたようです。

ついに学校が休校に

こうして学校を休む生徒が増えていくと、ようやく女学校も休校を余儀なくされます。

〈此頃《このごろ》大層風が流行るから学校は今日から四日間お休みになつた。学校は二百六十四人程の欠席者があつた〉（十一月二日）と書かれていますが、二百五十人以上もの欠席者が出たことが流行の激しさを物語っています。

それでも、開智小学校の対応には、鈍いものがありました。〈今朝、弟は「姉ちゃんはよいな。お休みだから」と、うらやましさうに、学校へいつた〉。しかし、午後になって小学校から帰ってきた弟は、なぜかウキウキしています。〈「姉ちゃん。姉ちゃん。僕とこ。一週間休み」と、うれしさうにしてゐた〉（十一月二日）。こうして女学校も小学校も休校に至りました。

そのころの子どもたちは、休校中、どのようにすごしていたのでしょうか。正子さんの生活は規則正しいものでした。朝は六時から七時に起きて、夜は九時になると、必ず寝床に入ります。日記にそう書いてあります。この日記は、お母さんがときどきチェックしていたことも書かれていますので、お寺だけに、早寝早起きが実行されていたのでしょう。

百年前のスペイン風邪のときは、学校が休みになっても、図書館は今と違って閉館せず、開いていました。それで〈朝、岡崎の図書館へ行き、地理をしらべた〉というように、地理のテストにそなえて、勉強しています。それがおわると、徳正寺に帰って、〈今日は一日祖父の小間使《こまづかい》をした〉と、ちょうど広島から来ていたお祖父さんの手伝いをしています（十一月三日）。休校直後のこの日は、図書館で勉強して、おうちの人の手伝いもしたと書かれています。ところが、次の日からはそうでもないようで、とくに勉強したという記述はなく、いろいろと遊びはじめたことがわかります。

広島から来ていたお祖父さんが、家にいなくてはならない孫の気晴らしに、ということでしょうか、卓球道具を買ってくれます。十一月五日は、お祖父さんも交えて、家族の卓球大会になるのです。

〈祖父様に買つていたゞいたピンポンで遊んだ。父は相変らず、おしやもじすくひで面白い。母は大変お上手である。弟が一番下手である〉。こうして、さんざん遊んで眠りにつき、翌朝は、早起きすることになっていました。お祖父さんが朝早く出発して広島に帰ることになっていたためです。ところが、正子さんはピンポンで疲れたのか、起きられませんでした。これがのちに、正子さんを後悔させることになります。

〈朝、目を覚《さま》したら、祖父様のお床《とこ》は、からつぽになつてゐた。母は送つて行つたとおつしやつた。祖父様が、ゐられないと、ほんとに淋しい〉（十一月六日）

正子さんが寝ている間に、お祖父さんは朝五時前に起きて、広島に帰ってしまっていました。百年前のこのころ、京都四条の徳正寺から広島駅にたどりつくだけで、十時間ちかくかかりました。これもいま思えば、怖い話です。スペイン風邪が流行している最中、老人が長時間、汽車のなかで、おおぜいの人とぎゅうぎゅう詰めになるのですから。

このときの休校はわずか四日間でした。あくまでも、病気で学校に来られない子が多く出たから、学校を休みにするのであって、感染防止のために学校閉鎖を行うという考えは、当時は乏しかったのでしょう。

こうしてみると、スペイン風邪が猛威を振るい、多くの人の命を奪っていたさなかにも、当時の人々は驚くほど普通に暮らしていたことがわかります。ウイルスは目にみえません。スペイン風邪のインフルエンザは人から人に感染する病気であるという知識は、だいたいの人にあったのですが、それを防ぐにはせいぜい「マスクをしていればよい」というぐらいの認識だったのです。そもそも、この時代には「ウイルス」というもの自体があまり知られていなかったのです。

だから、今から考えれば恐ろしいことですが、修学旅行も、運動会も、お茶のおけいこも、まったく中止にはならなかったのです。

〈お茶のおけいこに行つた。今日から、お美代さんも、お喜久さんも、おいでになつた〉

（十一月十一日）と、先日まで病気でたおれていた仲間も、熱さえ下がればすぐにお茶のおけいこに戻ってきています。結局、四人のおけいこ仲間は、正子さんも含め、大正八年二月までに全員がインフルエンザに感染してしまいました。

この日の日記には、さすがの正子さんもインフルエンザに恐怖を感じたことが書かれています。

〈夜父は広島へおこしになつた。今晩から少しこはくなる〉

新聞を開いても恐ろしい光景が広がっていました。京都の新聞は黒枠でかこまれた死亡広告だらけになっていたからです。

〈此頃、新聞を見ると黒枠の広告が沢山ついてゐる。お友達の重田さんのお母さんも、八日になくなられたさうで、今日、山崎先生と、世良さんと私とで生徒総代になつておくやみに行つた。ほんと重田さんはお気の毒である〉（十一月十二日）

とうとう、友だちのお母さんまで亡くなってしまうのです。

実は、この日、かくいう私の曾祖父の一人・山田喜三郎も、スペイン風邪で死んでいます。幼い二人の男の子と、妻を残した無念の死で、四十六歳でした。そのとき、遺児になった私の祖父は小学校に入ったばかりでしたから、「父の記憶は、たった一つしかない」と生前、語ったのを憶えています。「岡山市広瀬町のその家に転居して、電灯を取り換えたとき、父が蜘蛛の巣にかかって、あわわ、となり、一家で大笑いした。その記憶だけだ」と。この大正七年十一月は、まさに「死の十一月」でした。この月だけで、十万人をはるかに超える人が日本で亡くなりました。

しかし、こんな事態になっても、そのころの京都のひとびとは、お祭りさわぎをやめませんでした。時折しも、長く続いた第一次世界大戦がようやく終わりました。それを祝おうと、京都の人たちは提灯《ちょうちん》行列を行っています。家から提灯を持ち出して、町をねり歩くのです。

〈夜、提灯行列があつた。五年間長く続いた、欧洲大戦が休戦条約が結ばれた。多くの国を相手にして戦つたから独国〔ドイツ〕の負けたのも当然である。それで、その祝賀の為に提灯行列があつたのである〉（十一月十四日）と正子さんは書き残しています。

お祖父さんの死

それから、しばらくして、井上家に、かなしいことが起きました。正子さんは〈一生の思ひ出となる日である〉と日記に記しています。

〈午後、何時《いつ》になく、早く帰宅した。台所へ行くと、女中が独《ひと》り、しよぼんと座つてゐて、私の顔を見ると、沈んだ色をして、「大変なことが出来ました。びつくりなさいますな」と前置して、「広島の祖父様が、おかくれなさいましたから、お母様は、早々今朝お立ちになりました」と申しました。私はほんとに驚いて、ほんととは思はれなかつた。終《つ》ひ、この間、京都へ来られて、私とピンポンをしたりして遊んだのに、と思ふと、一層、悲《かな》しみを増すのだつた。そして、お茶のおけいこに行くのも忘れて、泣いて泣いて、泣き尽しました。夜、父に「ほんとですか」と聞きますと、「誰が、そんなうそを」とおつしやつた。私は、もうもう悲しく、ゐたゝまれませんでした〉（十一月二十八日）

あんなに元気だったお祖父さんが広島で亡くなったのです。おそらくスペイン風邪によるものでしょう。

こののち、正子さん自身もスペイン風邪にかかってしまいましたが、命は助かりました。これが、百年前、京の町家のなかのお寺で、十二歳の少女が書きとめたスペイン風邪の様子です。正子さんは平成十（一九九八）年、嫁ぎ先の滋賀県日野町のお寺で、九十一歳の大往生を遂げられました。

この日記のような記録は、ほかにも多くの人が残しているのではないかと思います。それを集積し、感染の日時や場所、それぞれの状況などを重ね合わせて分析していくと、患者の側からみた「感染症の歴史」が立体的に浮かび上がってくるのではないか、と想像します。

すると、どういった条件で感染が広がりやすいのか、防疫対策としてほんとうに有効なのは何か、といった具体的な教訓を、そこから得ることができる。歴史学はこのように、命を守る役に立つ、と私はそう考えます。

当時の日本の指導者たち、総理大臣や皇室もスペイン風邪に襲われました。次の章では、政治家、皇族の「患者史」をみてみたいと思います。

第七章　皇室も宰相も襲われた

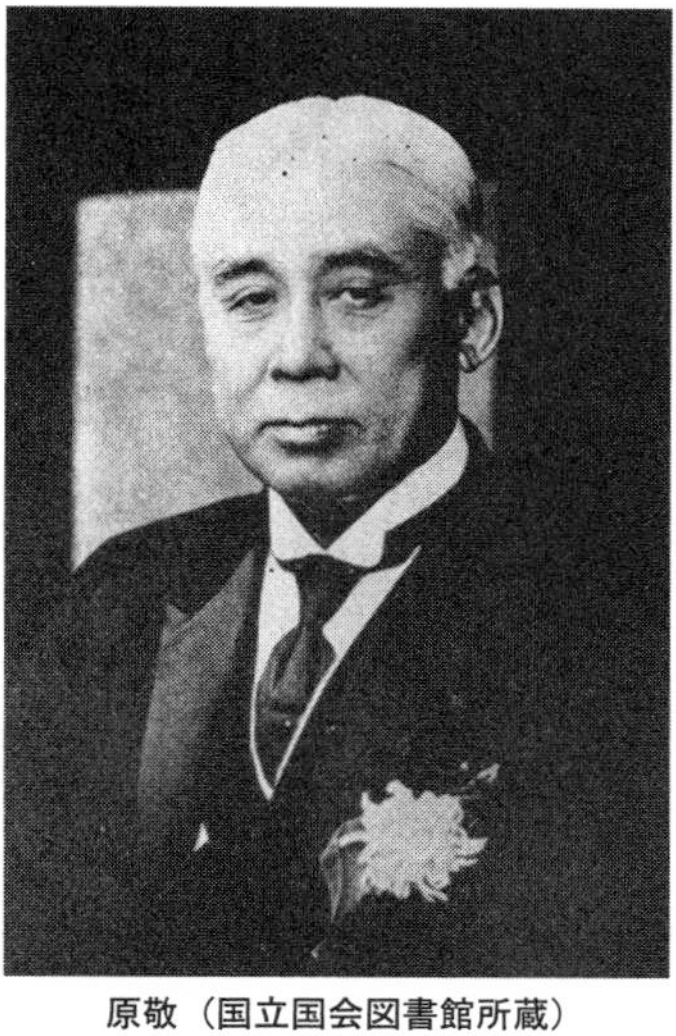

原敬（国立国会図書館所蔵）

指導者たちの「患者史」

前の章では、京都の女学生の日記を参照しながら、患者の側からパンデミックをみてきました。スペイン風邪が流行した大正期は、かなり多くの精密な記録、日記類が残されています。史料によっては、罹患し発症する直前の様子や、感染予防の内容まで分かります。今後、ますます研究が可能な分野だと思います。

第一に、大正時代の政治家については、史料が多く、詳しく行動が記録されています。ことに維新の元勲や総理大臣などは、政治史の重要なテーマとなっていますから、人によっては、その日、どんな会合に出て、いつ帰宅したのかまで、わかっています。そして、第二に皇族です。皇室関係の記録を調べると、当時まだ十代の皇太子であった昭和天皇も、弟の秩父宮も、スペイン風邪に罹患したことがわかります。

また、第三に、文学者、作家が挙げられます。有名な作家になると、日記はもちろん、書簡集までが刊行され、だれでも読める形になっています。さらには自らの感染体験を、小説として残している作家もいます。そのなかから、代表的な例をいくつか取り上げてみたいと思います。

この章では政治家、皇族のパンデミック体験を取り上げ、次の章で文学者のケースをみていきましょう。パンデミックは社会のあらゆる層の人々に区別なく襲いかかるのですが、罹患した時期や、患者の年齢、地域や立場などによって、さまざまな病状となり、時として、患者の人生やその家族に暗い翳《かげ》をおとします。百年前の感染者の視点に立って、当時の史料をながめれば、いま感染症に対峙している我々にも、貴重なヒントが与えられるはずです。

ストレスと連日の宴席

そこでまず取り上げたいのが原敬《たかし》です。大正期を代表する政党政治家であった原は、『原敬日記』という非常に詳細な日記を残していることでも有名です。この『原敬日記』なしに大正の政治を理解することはできないというほど重要です。多くの学者、歴史家によって研究されてきた一級史料ですが、「インフルエンザ患者としての原敬」という違った視点で読むと、また新たな姿が見えてきます。

原は、スペイン風邪の流行が始まった大正七（一九一八）年秋、九月二十九日に、第十九代内閣総理大臣に就任しました。立憲政友会の総裁として初の政党内閣を組織するという、日本の歴史に残る大事業に乗り出した、まさにその時期にパンデミックに巻き込まれました。そして、原自身が「流行感冒」にかかってしまうのです。

スペイン風邪の日本での流行を、三つの波として捉えると、「第一波」（「春の先触れ」）は大正七年五月から七月まで、「第二波」（「前流行」）は大正七年十月から翌年五月頃まで、「第三波」（「後流行」）は大正八（一九一九）年十二月から翌年五月頃までとなりますが、原はまさにこの第二波のとば口で襲われたことになります。

では、スペイン風邪にかかる前後の『原敬日記』から、彼の行動などを詳しく見ていきましょう。原の事例は、今日のビジネスパーソンに近いものです。大きなストレスを抱えながら、毎日のように会議に出ている現代の人々にも参考になる症例です。

まず原はこの頃、どういう政治課題を抱えていたのでしょうか。罹患の直前、大正七年十月二十三日の日記は、〈閣議を官邸に開く〉に始まり、その日の論議が詳しく記されています。そこで課題となったのは〈国防充実問題〉でした。

当時は、第一次世界大戦の終盤です。しかも、一九一七年の十一月（ロシア暦十月）に、ロシアでいわゆる十月革命が起き、ボリシェビキ政権が発足、一九一八年三月にはドイツと単独講和を結んでしまいます。そんな革命政権に干渉する意図もあって、日本は英米などと共同で、シベリアに兵を送ることになります（シベリア出兵）。そこで陸海軍の増強案が上がってきます。原としては、この軍拡案は通さねばなりませんでした。しかし、軍拡には、当然、財源が必要になります。これが大問題でした。陸海軍は「増税やむなし」と主張してきました。原は〈蔵相陸相及び余との間に内協議も〉重ね、この日、ようやく、この軍備増強案を閣議決定しました。

原内閣は〈必要やむを得ざる程度において財政との調和を保ち〉と前置きし、〈財源は必要の場合においては、増税増収公債等の計画によりこれを調弁すべし〉と閣議決定したのです。しかし、ここからが原の苦心のにじむところです。原はこの決定のあとに言葉を継いで、〈この決心をなすも、これを公表することは不得策なり。議会において質問などあらば、国家の運命には代えがたきにより、やむを得ぬ場合には増税も避くべからざるも、今日は決定したるものにあらず、というに止《とど》むべし〉。つまり、軍備増強にともなって必要なら増税もすると閣議決定したにもかかわらず、それを公表せず、議会から質問などをうけた場合は「今日はまだ増税と決定したわけではない」という説明で逃げることにしたのです。

この当時、閣議決定の内容を公表する必要はありませんでした。日本の閣議は、新憲法下になっても、内閣法第四条に「閣議は内閣総理大臣が主宰する」「各大臣は内閣総理大臣に閣議を求めることができる」などとあるだけで、運営の細かい規定はありません。英国の閣議には速記者も入って議事録が作られますが、日本の閣議は二〇一四年四月まで議事録さえ作成されたことがありませんでした。内閣制度がはじまって百三十年たってようやく議事録は作られるようになりましたが、三人の官房副長官が発言メモをとるだけです。今日まで、録音も速記も、とられていません。議事の結果だけが「概《おおむ》ね三週間後に首相官邸のホームページに掲載」されるようになりましたが、閣僚たちによる議論の過程は、いまでも公開されていません。また、内閣が「非公開」にしたい情報は議事録に記録されない点も、しばしば問題にされています。

さて、原は、増税してでも軍拡をやると閣議で決めたものの、表向きには、黙ったまま軍備増強を進めようとしていました。

原にとって、これは相当のストレスになっていったと考えられます。一方では、陸海軍の突き上げがあります。他方で、増税となれば、議会をはじめとして、大きな抵抗が予想されます。政党内閣を組織している原が、議会を陰で裏切って、軍拡増税を秘密裡に進めていたのですから、ストレスになるのは当然です。

興味深いのは、この閣議後の原の行動です。

〈交詢社《こうじゅんしゃ》の晩餐会に招かれ閣僚と共に出席せり〉

交詢社は明治十三（一八八〇）年に設立された日本初の社交クラブです。福沢諭吉が提唱し、慶應義塾大学の関係者を中心とした実業家の親睦団体であり、明治・大正においては憲法制定運動、護憲運動の拠点ともなりました。だから政党内閣である原内閣としては、軽視することのできない会合だったわけです。

問題は、このときすでにスペイン風邪の第二波が押し寄せてきていたことです。そこに多くの会員が一堂に会して食事をとるわけです。男性しか参加できません。当然、限られたメンバーしか入れませんから、入口は閉ざされています。名刺交換もさかんになされたかもしれません。難題をめぐる会議のあとに、まさに密閉、密集、密接の三密状態のなかで、長時間、過ごしたことになります。

十月二十五日にも閣議が開かれますが、もうひとつ〈先達中《せんだってちゅう》より種々の面倒を生じいたる皇室典範増補の件〉という厄介な問題を抱えていたことが記されています。

明治の後期から、皇室財政の負担増を理由として、親王以外の王が臣籍降下して華族となることができる制度を整えようとしていたのですが、さまざまな意見が出て、なかなか議論が進みません。結局、原内閣の下、大正九（一九二〇）年に皇族の降下に関する施行準則が決まります。皇族の地位にかかわることですから、非常に重大な問題だったのです。

さらにややこしいのが、憲法制定のときに、伊藤博文の配下として力をふるった伊東巳《み》代治《よじ》の存在です。伊東からすると、憲法や皇室典範は自分のテリトリーだという意識がありました。この時期には枢密院の重鎮として、何かというと口を出してくるのです。

一方、憲法制定時に活躍した伊東を必ずしも快く思っていなかったのが、元老の山県有朋でした。初の政党内閣を組織した原ですが、当時の政党には自分たちだけで政権を運営する力はありませんでした。後ろ盾となる元勲が必要で、原の率いる政友会政権をバックアップしていたのが山県だったのです。

これは少し後の記述になりますが、この年の十一月三日、首相である原のほうから山県のもとを訪れています。この力関係は近代政治史では当然の常識ですが、「元勲」「元老」などおらず、首相の力が強い今日では考えにくいことでしょう。この「どちらから出向いたのか」「どこで会ったのか」というのは、両者の力関係を見て取るうえで重要なポイントになります。

原が山県を訪問し、皇室典範の問題について相談すると、山県は〈伊東は何分《なにぶん》三百代言様なり〉、〈憲法起草頃の頭にて今日の事実をも料理せんとする誤解に出ず〉と伊東巳代治の悪口をさんざんに言いました。「伊東はいんちき弁護士のようなもの。憲法を起草したときの古い頭で、今の問題を料理しようとするから間違える」というのですから、痛烈です。原はひたすら聞き役に回ったように書かれています。このように原は、皇室に関するデリケートな問題について、互いにいがみ合う元老と枢密院の重鎮との間をうまく取り持たなくてはならなかったのです。

原敬、インフルエンザに倒れる

さて、こうした一筋縄ではいかない課題を幾つも抱えつつ、原は連日のように午餐会、晩餐会に引っ張り出されています。

十月二十一日には工業倶楽部の晩餐会に出席。二十三日には、前述した交詢社。そして、二十四日の昼には、伏見宮のお声がかりで〈国産奨励会〉に出席しています。これは、近代化によって料理なども西洋のものが入ってくるなか、高い輸入食材ではなく、国産品でまかなえないか、というので、国産化運動の一環として行われたものです。国産のハムとかワインなどを賞味し、広げようという会合なのですが、原は〈大概の品は西洋料理に差し支えなきも、洋酒は到底問題にならぬほどの品質なり〉と、国産の洋酒だけはお話にならないと評価しています。これらの会合もまた〝三密〟です。

さらに二十五日の閣議を終えると、夜には、北里研究所が社団法人となったという祝宴に出席しています。北里研究所は、言うまでもなくペスト菌の発見など、細菌学の世界的権威である北里柴三郎によって設立されました。伝染病については日本で一番詳しい研究所だったといっていいでしょう。皮肉なことに、原はその北里研究所主催のパーティーに出席した翌日、病に倒れるのです。

十月二十六日、およびそれに続く二十九日の日記をみてみましょう。

〈二十六日　伊藤公の命日というにつき、午後、谷垂《たにだれ》の墓所に赴けり。午後三時の汽車にて腰越別荘に赴く。昨夜北里研究所社団法人となれる祝宴に招かれ、その席にて風邪にかかり、夜に入り熱度三十八度五分に上る〉

〈二十九日　午前腰越より帰京、風邪は近来各地に伝播せし流行感冒（俗に西班牙風《スペインかぜ》とい

う）なりしが、二日間ばかりにて下熱し、昨夜は全く平熱となりたれば、今朝帰京せしなり〉

腰越別荘というのは、鎌倉の腰越に原敬が建てたもので、現在では、原の出身地盛岡に移築されています。激務の続いた東京から、鎌倉の別荘に行ってみると、夜になって発熱し、それから二日間、寝込んだというわけです。おそらく医師からスペイン風邪だという診断を受けたのでしょう。

原は北里研究所の祝宴での感染を疑っていますが、潜伏期間を考慮に入れると、少し近すぎるかもしれません。二十一日の工業倶楽部、二十三日の交詢社、二十四日の国産奨励会と、どこでうつってもおかしくない状況でした。

しかし、これは政党政治家としての原の宿命でもありました。財界や産業界、医学界などの有力者たちと交流を絶やさないことは、選挙対策として立憲政友会総裁の大事な仕事だったからです。これは、今日の政治家とも共通している点でしょう。

さらに注目したいのは、二十六日、腰越に行く前の行動です。

時は遡《さかのぼ》って、明治四十二（一九〇九）年の十月二十六日、ハルビンで、伊藤博文が暗殺されました。原は谷垂（品川区西大井）にある伊藤の墓所に参っていたのです。いまでも伊藤博文公墓前祭が行われ、私も参加したことがありますが、墓所ですから、当然、吹きさらしです。

インフルエンザが流行し始めているなか、激務で疲労しているところに、連日、大勢の人々と飲食をともにし、密接に挨拶を交わした上に、冷たい秋風にさらされたのですから、高熱に倒れるのも無理はありません。こうしてみると、発症に至るきっかけとして、寒さというものが大きいことが分かります。もし、秋から冬にあらためて新型コロナのリスクが高まってきたときには、感染予防だけでなく、寒さ対策にも留意したほうがいいでしょう。

伊藤博文の墓参りが、原の発症の引き金になったとすれば、「死せる孔明、生ける仲達を走らす」ではありませんが、「死せる伊藤、生ける原をインフルエンザにかからしむ」ということになります。安重根の放った伊藤暗殺の弾丸が、原のインフルエンザ罹患にまで余波を生じさせたともいえるかもしれません。歴史の因果関係というのは、かくも複雑に遠くまで及ぶわけで、それを見破るというのが、われわれ歴史家の仕事です。

新型ウイルスは後遺症が怖い

さらに患者史の立場から注目しなくてはならないのは、スペイン風邪が「治った」後の原の病状です。日記にあるように、原はわずか二、三日で平熱に下がり、再び首相としての仕事をこなし始めます。恐るべき体力だと思いますが、第二波のなかでも早期罹患したことで、第三波のように強毒化してさらに致死率が高まったウイルスには感染しなくて済んだ可能性もあります。

ところが、ここから先はあまり論じられていないことですが、『原敬日記』を読むと、熱が下がってからも、原はずっと体の不調を訴え続けるのです。

たとえば十一月九日、職務復帰から十日ほど経っても、〈過日来の風邪全快せざれば休暇を利用して腰越別荘に赴きたり〉とあります。さらに十二月になっても〈四日　風邪引《ひき》籠《こもり》中なりしが、東京各組合団体の連合会より招待せられ、かねての約束につき、押して出席して一場の演説をなしたり〉、〈五日　風邪のため終日引籠療養せり〉といった記述が続きます。十二月十五日になっても〈風邪全快せず。かつ日曜日なるをもって腰越別荘に留《とど》まる〉。とにかくずっと調子が悪いようです。

さらには年を越して、大正八（一九一九）年の三月から四月にかけても、長く風邪の症状に苦しめられます。

〈〔三月〕一日（略）午後四時五十五分発にて腰越別荘に赴く。風邪全く快方ならざるに因《よ》る〉

〈十五日　午後五時五十分発にて腰越別荘に赴く。風邪全快せず〉

〈二十二日（略）明日は日曜日にて而《しか》して風邪も全快せざるに因り、午前、腰越別荘に赴きたり。少々発熱し、ことに咽喉甚《はなは》だ悪し〉

〈〔四月〕二日（略）午後四時発にて腰越別荘に往く。風邪全く恢復せざるに因り、明日の神武天皇祭に不参して、静養に赴きたるなり〉

こうしてみてみると、スペイン風邪のような感染症の場合、熱自体は数日や一週間ぐらいで下がったとしても、体へのダメージが相当に大きいケースがあるとわかります。つまり、後遺症です。原敬の場合も、体内で炎症が強く起きていたために、その後、数カ月にわたって、不調が続いていたと考えられます。これは、後に詳しくみていく秩父宮や永井荷風にもいえることですが、一度治っても、身体に後遺症が残り、ダメージを残していると思われるケースが少なくないのです。新型ウイルスにかかった場合、熱が下がったり、ウイルスが体内からいなくなっても、完全に「治った」とは言い切れません。後遺症が怖いのです。これもスペイン風邪の患者史から学びうる教訓のひとつだと思います。

天皇の御前に出られない

もうひとつ、原敬の罹患からみえてくるのは天皇との関係です。

話を、原の熱も下がり、東京に戻った大正七（一九一八）年の十月末に戻しましょう。東京に戻った翌日の十月三十日、業務に支障をきたす事態が起こりました。

〈米籾《もみ》輸入税中止緊急勅令その他の件につき、枢密院の会議ありしも、余、流行感冒後一週間を経ざるにつき、御前に出ずる事を遠慮して出席せず〉

インフルエンザ罹患後、一週間経っていないという理由で、天皇の出席する会議に出られなかったのです。

第三章でも紹介したように、江戸時代には、感染症にかかったことがわかると、将軍や殿様にうつさないよう、登城を禁じられるという決まりがありました。それが、この時代にも生きていました。江戸時代にも、家臣が殿様や将軍の前に出るのを自粛することを「遠慮」といいましたが、『原敬日記』でもこの言葉が使われています。

このスペイン風邪の際には、治癒後一週間というのが、〈御前に出ずる〉、つまり大正天皇の臨席する場に出る場合の基準だったことがわかります。

ちなみに、ここで天皇が登場する背景には、当時の有名な事件がありました。米騒動です。

この大正七年の七月から九月には、米の値段が暴騰し、各地で米問屋や地主、商社などが襲われる米騒動が起こりました。八月には、外米の輸入を行っていた神戸の商社、鈴木商店に対する焼き討ち事件が発生して、そのために全国中等学校優勝野球大会、いまでいう「夏の甲子園」が中止に追い込まれています。

こうした米問題に対応するため、原の新内閣は、外国から米籾を輸入して、米価を抑えようとします。それには関税の特例措置が必要ですが、議会を開いてあれこれ法律を改正していたらとても間に合わないというので、緊急勅令でやろうとしたのです。

勅令を出すには、枢密院での会議を経ないといけません。枢密院は、天皇の御前で開くことが規定されています。しかし、首相である原はインフルエンザのために出席を控えなくてはなりませんでした。

大正天皇と山県有朋の病状

では、このように厳格な「接近禁止」で守られていた大正天皇は、スペイン風邪を免れられたのでしょうか。後に詳しく述べますが、皇太子（後の昭和天皇）も秩父宮雍仁《やすひと》親王や三笠宮崇仁《たかひと》親王もインフルエンザにかかった記録が残されています。しかし、大正天皇については、『大正天皇実録』にも「流行性感冒」といったはっきりとした罹患の記述は見あたりません。

たとえば大正七（一九一八）年十月三十一日の『大正天皇実録』には、〈不予により天長節祝日の観兵式行幸並びに拝賀式を止めらる〉とあります。「不予」は天皇の体調不良を指します。翌十一月一日は枢密院の会議があったのですが、『原敬日記』によると、原は相変わらず病後一週間が経っていないので出席を遠慮していると、〈出御なきにより、出席然るべし〉、天皇が出席しないので、原は出席しても構わないと枢密院にいわれています。『大正天皇実録』には、この日の天皇の動向は記されず、翌二日には、主要な皇族を集めた会議に出席したことが記されています。

『原敬日記』をみていくと、この時期、天皇が風邪を引いたという記述は登場します。大正七年十二月二十六日、〈陛下御風気にて出御なく拝謁せず〉。翌二十七日の帝国議会の開院式にも〈陛下御風邪にて臨御なきにより、余、勅命を奉じて勅語を捧読したり〉、天皇が出席しなかったので、原首相がおことばを代読しています。

これを『大正天皇実録』に照らしていくと、二十六日は記述なし、二十七日は〈御違和により帝国議会開院式行幸を止め、内閣総理大臣原敬をして勅語を捧読せしむ〉とあります。この体調不良は年が明けても続き、大正八（一九一九）年一月一日〈御違和により四方拝に出御あらせられず〉、歳旦祭も三日の元始祭も侍従、掌典長が代拝しています。しかし、これらが流行感冒だったどうかは、よくわかりません。

『原敬日記』で、大正天皇の体調不良が深刻なものだとはっきりと見て取れるのは、大正八年の一月末から避寒のため、葉山の御用邸に滞在中のことです。

この年、一月二十八日に、天皇・皇后は新年の公式行事を一通り終え、東京から葉山に向かいます。例年通り、寒さを避けるためでしょうが、この年は、大流行しているスペイン風邪を避けるという意味合いもあったかもしれません。『実録』の記述によると、午前九時二十五分に皇居の門を出て、東京停車場からお召列車に乗り、逗子で降りて、十一時三十分には葉山の御用邸に到着しています。大正八年の段階で、皇居から葉山までドア・トゥ・ドアで約二時間で着いていることがわかります。おそらく当時における最速の移動だったでしょう。

しかし、例年ならば二月十一日の紀元節、つまり神武天皇の即位を記念する日には、さまざまな儀式に出席するため、東京に帰っていなくてはなりません。ところが、〈紀元節なるも、御違和により葉山御用邸より還幸あらせられず〉（『大正天皇実録』）、健康の不調のために帰れませんでした。さらには、青山の憲法記念館（現・明治記念館）で行われた憲法発布三十年の記念祝賀会も欠席することになります。

この日、原は紀元節で宮中の賢所《かしこどころ》に参拝したのですが、大正天皇は〈御風気にて還幸なし〉、風邪で葉山から帰れなかった、としています。そこで原が波多野敬直《よしなお》宮内大臣に病状を尋ねたところ、〈陛下御風気は至って御軽症なる趣《おもむき》〉との答えでした。

こうして天皇の病状が気遣われる中、この二月十一日、もうひとつの重大情報が飛び込んできます。山県有朋がスペイン風邪にかかり、かなりの重体である——というのです。原が山県家に電話をすると、〈気管支炎にて肺も少々侵され、熱度九度以上にて降下の模様なしという。流行感冒らしければ、老体には危険なるべし〉とのことでした。このとき、山県は八十歳。元老である山県がインフルエンザで、三十九度の熱が下がらないとなれば、政局をも左右する事態です。

実際、山県重体の報がもたらされた三日後の十四日、『原敬日記』は、こんな動きを記しています。

〈田中陸相、山県の見舞に往き、尚、逗子に往き平田東助に内談し、山県の死後（もし死せずとも）は西園寺を押し立つるのほかなしとの趣旨を内談すべしといえり〉

この田中陸相とは、後に陸軍から政友会に転じ、首相となる田中義一です。田中は、小田原にいる山県を見舞った後、逗子に住んでいる山県の腹心の平田東助と話をしました。そして、自分が心配しているのは、山県が死んだら、大隈重信が宮中に取り入って実権を握ろうとすることだと述べ、西園寺公望《きんもち》を山県の後任として押し立てるために、平田を取り込むべきだと提案しています。さらに、平田はいろいろと策をこらすところがあるから、早く味方につけないと面倒なことになりかねない、と生々しい政治的やりとりを交わしています。

ちなみに、『大正天皇実録』も、この山県の病には触れています。二月十二日、〈元帥公爵山県有朋、小田原別邸において病めるをもって、東京帝国大学医学部教授入沢達吉を遣《つか》わし、その病状を問わしめ〉ています。入沢は東京帝大の医学部長も務め、後には大正天皇の治療に当たりました。また十四日には、西園寺公望の兄で、内大臣、侍従長などを歴任した徳大寺実則《さねつね》のもとにも侍医を派遣しています。徳大寺もスペイン風邪に罹患していたようで、この年の六月に亡くなりました。『大正天皇実録』には山県、徳大寺とも病名などは記されていません。

葉山御用邸での根回し

山県危篤の報をうけ、原は大きな動きを起こしました。二月十五日、原は大正天皇に拝謁しようと、葉山の御用邸に向かったのです。原は大正天皇に、議会の模様、予算が無難に通過したこと、パリにおける講和会議の状況などを説明します。そして、話は山県の病状に及びました。

〈山県、病気につき、その様子を言上し、山県死後は西園寺を後任に命ぜらるるのほか、今日の国家内外の実況にては他に途《みち》なし〉と〈繰り返し言上し〉たうえで、〈決して他より陳言あるも容易に御取上《おとりあげ》なきように申し上げおきたり〉とダメ押ししています。このあたりが、政党政治の立役者、原の根回しの見事さです。他より口を挟んでくる人物として、原が警戒しているのは、もちろん大隈重信です。

つまり、原の葉山訪問の真の目的は、山県の死という事態に備え、大正天皇に釘を刺すことだったといえます。政党内閣の総理である原は、万一の場合、非政友会の大隈の芽をつみ、政友会総裁も務めた西園寺を山県の後継者にすえようとしました。それは、原の政権維持のための不可欠な条件だったのです。このとき、西園寺が第一次世界大戦後の処理をめぐるパリ講和会議で、ヨーロッパに派遣されている最中だったことも、原たちの焦りにつながっていたでしょう。山県に何かあった場合、西園寺を呼び戻すまでの間に、大隈が策動する危険性があったわけです。

こうして原は大正天皇との対面を終え、宮内大臣の詰所に下がってから、石原健三宮内次官に天皇の病状について聞き取りをおこないました。そこで次官は〈当地〔葉山〕へ御避寒後、いまだ御入浴もこれなく、御庭にもお出なきようの次第〉と語ります。〈別にこれという御病症にもあらざれども、何分少々御熱などのある事もあり〉、〈御脳の方に何か御病気あるにあらずや〉という次官の報告を聞いて、原は〈甚だ恐懼《きょうく》に堪えざる次第なり〉と記しています。大正天皇の病状を深く憂慮するとともに、風呂にも入れず庭の散歩もできない状態だった天皇に、自分たちの政権を守るために無理をさせ、わざわざ会ってもらって申し訳なかったということでしょう。

この十五日の原の訪問については、『大正天皇実録』には記述がありません。大正天皇が一月二十八日から三月二十八日まで葉山に滞在したことが記され、その間に天皇と面会した人物を列挙するなかの一人に挙げられているばかりです。

こうして見てくると、『大正天皇実録』にはひとつの特徴があることがわかります。それは『明治天皇紀』や『昭和天皇実録』に比べても、健康状態や病気などに関する記述が少ないことです。後に述べるように、皇太子や秩父宮の罹患についても、ほとんど触れられていません。大正天皇が病弱であったこと、そのために存命中から、皇太子である昭和天皇を摂政に置いたことなどはよく知られていますが、編纂者が病気について詳しくふれないよう記述したと推測されます。それが結果として、『大正天皇実録』の史書としての迫力を失わせているのは否めません。

この日、原は、葉山からの帰り、すぐに山県のいる小田原に向かいます。ここでも、やはり原の動きは素早いのです。ちょうどこの日、小田原の山県別邸には、朝鮮総督府で政務総監を務めていた、養子の山県伊三郎が帰ってきていました。つまり、わざわざ朝鮮から跡取りを呼び戻すほど、山県有朋の病状は危なかったのですが、〈山県の病気を見舞たるに快方なりという〉。なんと、もう山県は快方に向かっていました。

このときは、原、山県だけではなく、多くの閣僚や政府関係者もインフルエンザに罹患していたのです。つまり、日本の権力の頂上で、サミット・クラスターが起きていたのです。

いま、コロナウイルスのパンデミックの中で、世界のどこの国でも、その国の抱えている課題が露《あら》わになっていますが、このときも、スペイン風邪によって、当時の日本政治の構造が浮かび上がっています。私たちは学校で「大正デモクラシー」であったり「政党政治の時代になった」と習いますが、パンデミックを補助線にしてみると、その政党内閣の内実は、明治の元勲の後ろ盾がなければすぐに動揺してしまう、ひとりの長老がインフルエンザにかかるだけで、政権が揺らいでしまいかねない不安定さを抱えていたことが見えてきます。

昭和天皇はどこで感染したか？

では、大正天皇に続いて、スペイン風邪にかかった皇族についてみていきましょう。この章の冒頭でも触れましたが、時の皇太子（後の昭和天皇。以下、この章での「皇太子」は昭和天皇を指す）も、秩父宮もスペイン風邪に罹患してしまいます。

では、インフルエンザに対して相当厳重に守られていたはずの皇太子や秩父宮はどのようにして感染したのか、そして、どのような治療を受けたのかをみていきます。

まず昭和天皇については、宮内庁書陵部編修課が編纂し、二〇一四年に完成した正式の伝記『昭和天皇実録』があります。それによると、皇太子がインフルエンザを発症したのは大正七（一九一八）年十一月三日のことでした。原敬の罹患とほぼ同時期で、スペイン風邪第二波の前期にあたります。

この前後の行動を調べてみると、たとえば十月二十六日には海軍軍令部にご出務され、その後、天皇・皇后とお会いになっています。雑踏に入ったのは、その翌日の日曜日、十月二十七日のことでした。

この日は朝早く七時二十分に東宮御所を出て、第十二回文部省美術展覧会ならびに日本美術協会第五十九回美術展覧会、いわゆる「文展」と「日展」を観るために上野公園に向かいました。このとき中橋徳五郎文部大臣や文部次官をはじめ、お歴々がご挨拶にやってきました。

そのなかに見逃せない人物がいました。当時、日本美術協会の会頭を務めていた土方《ひじかた》久元です。土方は土佐藩上士の出身で、土佐勤王党に参加、三条実美《さねとみ》ら長州派の公卿が京都を追放されるとき随行し、薩長同盟の実現に尽力した幕末志士の生き残りでした。維新後は宮中職を歴任、明治二十（一八八七）年から十年あまり宮内大臣も務めます。昭和天皇とも皇孫・皇太子時代にしばしば会っています。青年となった皇太子にとって近しい存在でした。

少し余談になりますが、この時期、皇太子は東宮御学問所でご学友たちと授業を受ける一方、陸海軍の多くの現役軍人たちからさまざまなレクチャーを受けていました。たとえば十一月一日には、〈午後、浦潮《ウラジオ》方面における任務を終え帰朝の第三艦隊司令長官有馬良橘《りょうきつ》に謁を給い、同艦隊の行動につき、地図を用いての言上をお聞きになる〉とあります。有馬良橘は、日清戦争では東郷平八郎艦長のもと、巡洋艦「浪速」の航海長として活躍、日露戦争では参謀として旅順港閉塞作戦を立案し、日本海海戦では巡洋艦「音羽」艦長として戦った名将です。その有馬が地図を広げて、作戦についての解説を行っているのです。昭和天皇はまさに大元帥たるべく、第一級の軍事教育を受けていました。だから昭和天皇は第二次世界大戦の戦況について「何もご存じなかった」といったことはありえません。きちんと、大元帥陛下になる教育をうけていましたから、戦争中に軍部の戦争指導者たちに投げかける質問も非常に鋭いものがありました。それだけに戦後、戦争責任の問題について深く思い悩まれたのだと思います。

そして十一月三日です。この日は日曜日で、皇太子は午前十時に門を出て、新宿御苑で、供奉員《ぐぶいん》・出仕の人たちを相手にゴルフをします。生真面目な皇太子は、すでにゴルフの予定が定まっていたから、少々は無理をしてでもお出かけになったのでしょう。しかし、プレーを始めると、体の異変に気づきました。予定を早めて、午後一時十五分、新宿御苑の門を出て、東宮御所に戻ります。するとあまりに熱が上がるのが早かったからでしょう、侍医はすぐに流行性感冒と診断を下しました。

不特定多数の人たちの集まる会への出席、多忙が重なったうえに、外気にさらされて寒い思いをする、という流れは、原敬のパターンと重なります。インフルエンザやコロナのウイルスは寒いところが得意で、疲労が重なると免疫が低下してしまいます。さらに乾燥した外気にさらすと、のどの中でウイルスが増殖しやすいのです。

『昭和天皇実録』には詳しい病状は記載されていませんが、〈以後十五日の御床払いまで安静に過ごされる〉とありますから、十二日間、床に伏していたことになります。皇太子だから大事をとった、ということもあるでしょうが、原敬に比べてかなり症状が重かった可能性があります。

では、皇太子はどこでインフルエンザに感染したのでしょうか。こうして『実録』を追うと、やはり十月二十七日の文展・日展が、最も疑わしいと思われます。

というのも、この日、日展で皇太子に拝謁した土方久元がやはりスペイン風邪にかかり、十一月四日には他界しているからです。『昭和天皇実録』には、十一月三日、インフルエンザを発症した皇太子のもとに、先週、日展で会ったばかりの土方が重体との報せが飛び込みました。皇太子は〈御尋《おたずね》として鶏卵を下賜〉します。勤皇精神の塊のような土方のことですから、意識があれば、若い東宮殿下にもらった卵に感激したに違いありません。

いずれにしても皇太子による巡覧で、関係者が密集しただろう展覧会場がクラスター化した可能性は高いと思います。

ちなみに『大正天皇実録』にはこの皇太子の罹患はまったく記されていませんが、土方久元の死については、かなりの記述を割いています。

十一月四日、〈土方久元病篤きにより、特旨をもって位一級を進め従一位に叙せられる〉。危篤の報を受けて、位を上げています。土方死去の報が伝わると、五日、侍従を勅使として弔問にいかせ、八日には、追悼の言葉も送っています。〈朕ヲ幼時ニ傅《たす》ケテ〉とあるように、大正天皇の御用掛、御教養向主任などを歴任した土方は、大事な側近の一人でした。

侍従武官の〝感染記〟

この時期、スペイン風邪がどのようにして、天皇周辺に入り込んでいったのか。それがうかがえる資料が、四竈孝輔《しかまこうすけ》の『侍従武官日記』です。四竈は日本海海戦で第二艦隊参謀を務めた海軍軍人で、大正六（一九一七）年二月より、大正天皇の侍従武官を務めました。この日記を読むと、天皇周辺の人々が次々に倒れていく様子がよくわかります。

まず大正七（一九一八）年十月二十八日、〈昨今流行性感冒その勢《いきおい》至《いた》て猖獗《しょうけつ》にして、諸学校等の休校するもの甚だ多し。武官長の御宅にても多人数罹病せられし由にて、本日は欠勤せられたり〉。

この〈武官長〉とは内山小二郎といって、大正二（一九一三）年から十一（一九二二）年まで長きにわたって侍従武官長を務めた人物です。

そして十月三十一日には、四竈自身が倒れてしまいます。

朝起きてみると、頭痛があり、熱を計ったら珍しく三十八度ありました。〈時節柄、流行性感冒の恐れあるにより〉、午前八時、欠勤の電話をして、また床に戻ります。すると十一時頃、〈俄《にわ》かに胸部、腹部に堪《た》え難《がた》き激痛を覚え、苦痛名状すべからず〉。それで、急速に体温が三十九度に上がり、〈心臓に痛みを感じ、手先のごとき時々蒼白色を覚ゆるに至〉りました。

筋肉の痛み、突然の悪寒と急激な発熱。スペイン風邪の記録を読んでいると、よく出てくる症状がそろっています。逆にいえば、史料の中でこれらの症状が出てきたら、スペイン風邪だと考えられます。〈心臓部に氷嚢《ひょうのう》を当て胃部には芥子を張るなど、素人療治の全力を尽くしたり〉といった応急処置を経て、午後二時には医者がやってきて、〈全く流行性感冒と診定、左肺部気管支炎の症状著《いちじる》し〉と診断がおりました。

四竈の場合は、これだけ激しい症状が出たにもかかわらず、一週間後の十一月七日には

〈ようやく快方なり〉と記しています。時期的に原敬、皇太子と重なるのですが、いずれも大正七年秋の段階では、まだ重症化例が少なかったことを裏付けています。

この日記を読むと、天皇のそば近く仕える侍従武官の間でも、感染の連鎖が起きていた可能性がみてとれます。その感染源として考えられるのは、前にも述べたシベリア出兵の影響です。日本はシベリアに、最終的には七万人を超える将兵を出しました。

そこで、この時期の四竈日記をみると、ロシアから連日のように軍人たちが帰ってきているのです。たとえば〈露領沿海州方面へ御差遣《さけん》中なりし向井少将、本日帰京せられたり〉（九月二十日）、〈兼《かね》てより西伯利亜《シベリア》に御差遣中なりし尾藤少将御用を終わり、昨日帰京せらる〉（十月二十八日）といったように、ロシアに派遣されていた侍従武官たちが帰ってきて、また天皇のそばに仕えているのです。こうした人々の出入りが激しくなったことが、感染のリスクを高めた可能性があります。あえて言ってしまえば、「ロシア革命が日本の宮中クラスターを生んだ」疑いがあります。

もうひとつ、この四竈日記で興味深いのは、病気のあと、再び天皇に近づいてよい基準が書かれていることです。

十一月十一日、侍医の診断を受けて、〈流行性感冒は、解熱全快後必ずしも一週日を経過せざるも、その間、二回沐浴《もくよく》し痰なく異状なければ出仕差支えなし〉といわれます。つまり、二回お風呂に入れて、痰が出なくて異状が出なければ出仕していいというわけです。このあたり、第三章で紹介した「酒湯」という習俗がまだ残っているのかもしれません。江戸時代には、天然痘が治った後、体の表面にお酒の入ったお湯をかけて、もしくは笹の葉をお湯にひたしてふりかけて、きれいにするという習慣がありました。そうした江戸期の清めの思想が、まだ宮中周辺には残っていた可能性があります。

そして翌十二日、四竈はついに大正天皇に拝謁できるようになります。〈畏《かしこ》くも「久しく病気なりし由《よし》全快せしか」との有難き御言葉を賜わり、感泣措《お》く所を知らず〉と天皇から声をかけられて感激しています。そして、さらに翌日の十三日には、病み上がりにもかかわらず、栃木での陸軍大演習に向かう天皇の御見送りに出ます。

この時期、最もインフルエンザの流行が激しかったはずなのですが、それでも大演習は行っています。非常に危険なことで、これによって相当の感染者が出たことは間違いないでしょう。スペイン風邪の世界的な広がりには、第一次世界大戦による、膨大な兵士たちの移動や戦場の劣悪な衛生環境も大きかったのですが、日本においても、軍隊や出兵が感染拡大のひとつの要因になっていたこと、そしてそれが天皇周辺にも及んでいたことがわかります。そして大正九（一九二〇）年、さらに強毒化した第三波のなかで、秩父宮の罹患にも関係してくるのです。

重篤だった秩父宮

昭和天皇と原敬はいずれも大正七（一九一八）年の十月から十一月にかけて、第二波が押し寄せ始めた段階での罹患でした。

それに対して、秩父宮は大正九（一九二〇）年一月になってスペイン風邪に倒れます。第三波になり、より強毒化したインフルエンザウイルスに襲われたためもあってか、秩父宮の症状は大変重いものでした。このとき秩父宮は満十七歳。陸軍の中央幼年学校の卒業を間近に控えていました。

『雍仁親王実紀』には、大正九年一月一日〈新年御儀式あり〉とした後、〈流行性感冒猖獗を極む〉と記しています。実は関東地方での「後流行」、すなわち第三波は、軍隊から始まりました。なかでも近衛師団は大正八（一九一九）年の十二月十八日の段階で、罹病者千百三十七名、死亡者二十九名と、全国でも最悪の被害を出しています（速水融『日本を襲ったスペイン・インフルエンザ』)。近衛師団の兵は全国から徴募されてくるため、免疫を持たない兵士が多かったのではないか、と速水先生は推理しています。

こうした惨状は皇室にも伝わっていました。『大正天皇実録』には、大正九年一月八日、〈陸軍始《りくぐんはじめ》なるも、感冒流行により観兵式〔への〕行幸を止めさせらる〉とあります。

そして『雍仁親王実紀』では一月十一日、〈士官学校生徒中に若干名の流行感冒患者発生のため、東皇族舎の出入改めらる〉。とうとう陸軍士官学校で、感染者が出ました。皇族舎というのは、士官学校内にあった皇族の男子学生の宿舎です。皇族にうつしてはいけないと、出入り口で警戒態勢が敷かれたわけです。

翌十二日には〈流感予防注射遊ばさる。学校一般に口蓋使用〉となりました。あわてて秩父宮に予防注射を打っています。しかし、このときの予防注射は、後に医学的にはまったく効果がなかったことがわかりました。多少でも意味があったのは、学校全体で口蓋、すなわちマスクをしたことです。逆にいうと、士官学校で感染者が出る前には、マスク着用が徹底されていなかったことがわかります。

マスクも予防注射も、当然のことながら、感染が起きる前にすることが大事です。まだ起きていないことに対して備えるというのが、軍事行動と疾病予防の鉄則だとすると、ほかならぬ陸軍のエリートを養成する学校の措置としては、お粗末といわれても仕方ないでしょう。一月八日に行われた陸軍始にしても、観兵式自体を中止にするという発想は、当時の陸軍にはありませんでした。まだ現実ではない事態を想定する能力を、反実仮想力といいますが、ここから大正期の陸軍の反実仮想力の弱さが透けて見えます。

そして予防注射を打った四日後の一月十六日、秩父宮に流感の症状が出ます。

〈御違例（流感、気管支肺炎初期の症状あり、三月四日に至る）〉

「御違例」「御不例」はいずれも天皇や親王などの病気をあらわす表現です。しかも、初日ですでに肺炎の症状も出ていますから、秩父宮は相当に肺炎を起こしやすい体質だったのではないか、と推測されます。翌十七日には〈御咽喉より血清注射材料を採取〉とありますから、血清療法が試みられています。また昭和天皇は御床払いまで十二日でしたが、秩父宮は三月四日まで、五十日近くかかっています。その症状の重さがわかるのが、二月十一日の〈初めて御起座《きざ》〉という一行です。一カ月近く体を起こすことさえできなかったことがわかります。さらに〈御歩行始めらる〉のは二月も二十五日になってからになります。しかも何度も〈御吐逆《とぎやく》あり〉と、食べ物が口に入らない状態になっていました。

まだ患者が十代と若く、日本でも最高の医療スタッフが当時の最先端の医療をほどこして、何とか命を救い得たというのが、この秩父宮のケースです。

この『雍仁親王実紀』が優れているのは、当時の宮内省のレントゲン係だった田中金司さんの証言を載せていることです。それによって、秩父宮の病状などが非常に具体的に伝わってきます。

田中さんの証言によると、宮内庁にX線装置が設置されたのは、秩父宮が罹患する前年の大正八年のことでした。田中さんは導入当初からレントゲン係を務め、秩父宮の発病の時から皇子御殿に奉仕しています。この点からも、秩父宮の治療には、まさに最先端の医療技術が投入されたことがわかります。

さらに日赤中央病院から看護婦四名が派遣されて看護にあたります。田中さんの証言をそのまま紹介しますと、〈一番美人が小林看護婦で、殿下の最もお気に入りとなる〉。たとえば内廷掛がうがい薬を差し上げてもなかなかなさらないけれど、小林看護婦がお世話をすると何回もうがいするので、薬剤師が追加のうがい薬を調製しなければならなかったとか、七十歳くらいの総婦長が喉の薬の吸入をお世話しても、絶対に吸入なさらない。しかし、小林看護婦が食事の給仕をすると、頑張って食べられたそうです。食べるのを頑張りすぎて〈お吐きになった事あり〉とも書かれています。そんな人間らしい、微笑ましいエピソードも紹介されています。

当時の皇族は、親とも離れれば離れでした。十七歳で重いインフルエンザに罹患しても、母親とはなされた生活を送るなかで、小林看護婦との触れ合いが、どれほど秩父宮の若い心の救いになったことでしょう。その意味で、こうした証言を載せた『雍仁親王実紀』の編纂官に、私は拍手を送りたい気がします。

さらに、田中さんは、血清治療についても、興味深い証言を残しています。

〈当時は、治り間際の兵隊の血液をとり、血清をつくり、殿下に御注射申し上げるため皇后陛下に申し入れたが、なかなか御許しがな〉かったというのです。そこで午後三時頃から待機していた侍医がいったん帰ったところ、〈七時頃になり、九時より十時までの間に注射せよとの御通知あり、一同茫然としていた〉というのです。

大正時代の話ですから、母親である貞明皇后は、皇族である我が子の体に外から血を入れていいのか悩み続けたのでしょう。しかし、夜になって、急に許しが出ました。

では、なぜ九時から十時なのでしょうか。田中証言はこう明かします。

〈だんだんと御様子を伺うと、その間に賢所で御安泰の御祭りをなさるとの事であった〉

つまり、決断に時間がかかったのは、秩父宮が血清治療を受ける時間に、宮中賢所で

「三種の神器」中の鏡に祈願する祭事の用意のためでした。これは心理学で言うところのセレモニゼーション（儀式化）でしょう。通常ではなしえない選択を、それを儀式化することによって突破するわけです。さらにいえば、当時、血清療法（いまの回復者血漿《けつしょう》療法）が先端医療であったということは、それだけ副作用その他のリスクも少なくなかったことになります。その意味では、皇后が悩みぬいたのも故なきことではありませんでした。

貞明皇后が大変に秩父宮をかわいがったとされますが、スペイン風邪に際しても見て取ることができます。さきほどの血清治療のケースもそうですが、秩父宮の発症から四日後の一月二十日、〈御容体書発表〉のあと、〈皇后より連日スープ御下賜〉とあります。

ちなみに『昭和天皇実録』を見てみると、大正七年の十一月三日にインフルエンザで寝付いた昭和天皇は、六日に〈天皇・皇后よりの御病気御尋に対し、御礼言上のため〉東宮侍従長を宮城《きゆうじよう》に派遣しています。さらに十一日には〈皇后よりの御尋があり〉、今度は侍従を遣わしています。スープを賜ったかどうかは、少なくとも『昭和天皇実録』には記されていません。これもよく言われることですが、皇太子は次の天皇ですから、皇后としては自分の子どもではありながら、すでに公の存在でもあります。その点、弟の秩父宮は遠慮なく愛情をそそぐことができたのかもしれません。

最後に、秩父宮の予後についても見ておきたいと思います。前に、スペイン風邪のような病気の場合、罹患時だけではなく、一応症状が治まった後のダメージにも注意する必要があると述べましたが、秩父宮のケースはまさにそれにあたります。

というのも、先のレントゲン係の田中さんがこんな証言を残しているからです。

大正九年三月四日の御床払いの日、侍医の村地長孝が皇后に拝謁し、秩父宮の病状を報告しているのですが、そこで〈殿下の御身体は決して御油断の出来る御身体ではない〉という旨を伝えた、というのです。その数日後、青山レントゲン室で病後の健康診断のためにX線写真を撮った時、秩父宮自身も「村地がどんなに頑張って治療してくれても、俺に寿命がなければ治らないよ」と語っています。自分が肺に相当なダメージを負ったことを自覚され、自分の運命を半ば自覚されたのではないでしょうか。秩父宮は陸軍士官学校、陸軍大学校と進み、軍人としても経歴を重ねていきますが、昭和十五（一九四〇）年、日米開戦の前年に肺結核と診断されます。その後、御殿場別邸で療養生活を送り、昭和二十八（一九五三）年に五十歳薨去《こうきょ》されました。

このように秩父宮は、患者としての姿が詳細に記録に残されたレア・ケースです。プライバシーには配慮が必要ですが、後世、侍医の拝診録等で、罹患の状況、病状の推移などを科学的に検証すれば、現代の国民や皇族方の健康を守るためにも有益でしょう。

実は秩父宮は、遺言でも「自分の遺体を病理解剖してほしい」と希望されています。若くして病を得た自分のケースを、医学研究に役立ててほしいという思いがあったのでしょう。ですからスペイン風邪の百年後、新型ウイルス性肺炎の危機下で、宮さまの肺の後遺症について、後世の歴史家があれこれ検証していることも、泉下の宮さまはニコニコと笑って聞いてくださっているものと信じます。

第八章　文学者たちのスペイン風邪

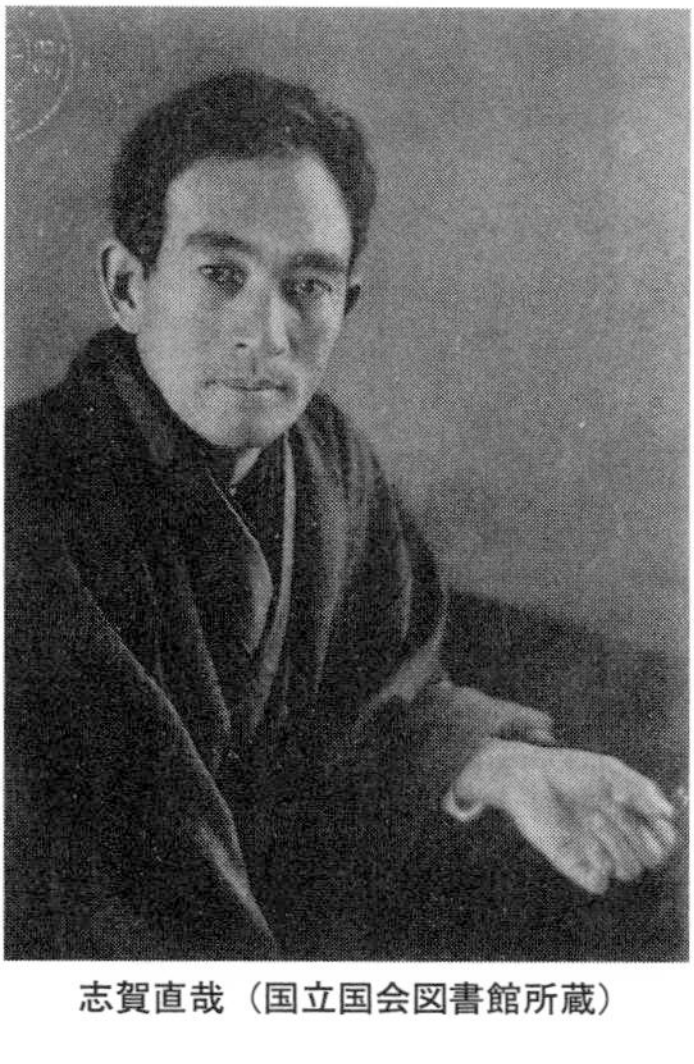

志賀直哉（国立国会図書館所蔵）

志賀直哉のインフルエンザ小説

前の章では、皇族と原敬をはじめとする政治家たちのスペイン風邪体験を見ました。この章では、文学者が書き残したパンデミックの姿を紹介します。

まず『暗夜行路』や『城の崎にて』などの作品で知られ、「小説の神様」と呼ばれた志賀直哉が、自らのスペイン風邪体験をもとに書いた、『流行感冒』という短編小説を紹介しましょう。この作品は「スペイン風邪文学」です。類例を見ないほど、作家が直面したパンデミックの中での日常のありさまが描かれ、感じたこと、考えたことなど、心のゆらぎが描写されています。

この小説は大正八（一九一九）年三月に執筆されていますから、題材となった時期は、大正七年秋からの「前流行」です。原敬や昭和天皇が罹患したのと同時期です。当時、志賀は千葉県の我孫子《あびこ》に住んでいました。この短編の主人公の小説家も我孫子に妻とまだ赤ん坊の娘・左枝子、そして「石」と「きみ」という若い女中さん二人と暮らしています。作者である志賀直哉自身が〈事実をありのままに書いた〉（「創作余談」）と記していますから、作品の骨子は実際に志賀家で起きたことだと考えていいでしょう。

　書き出しはこうです。

〈最初の児が死んだので、私達には妙に臆病が浸込《しみこ》んだ〉

　志賀夫婦はすでに一人、子どもを幼いうちに病気で亡くしています。〈一寸《ちょっと》病気をされても私は直ぐ死にはしまいかという不安に襲われ〉ていた志賀は、娘の左枝子が少し具合が悪いと、〈直ぐ医者を頼りにした〉といい、そういう自分の不安を〈神経質な注意〉だと表現し、〈自分でも恥かしい気のする事があった〉と述べています。いま読むと、志賀の心配はごく当然に思われますが、当時、ことに周囲の田舎のひとたちが無頓着に暮らしている中では、〈子供を余りに大事にするのは眼立ってよくなかった〉のでしょう。この周りとのギャップを、〈自分達のやり方が案外利口馬鹿なのだとも思えて来る〉とも感じつつ、子どもの健康に細かく気を配る日々を過ごしていたのです。

　そこにスペイン風邪の流行がやってきました。

〈流行性の感冒が我孫子の町にもはやって来た。私はそれをどうかして自家《うち》に入れないようにしたいと考えた〉

　そこで、まず志賀がとった対策は、小学校で開かれた運動会の見物を取りやめることでした。適切な行動といえるでしょう。〈実際運動会で大分病人が多くなったと云う噂を聴いた〉と記しています。さらには、〈女中を町へ使《つかい》にやるような場合にも私達は愚図々々《ぐずぐず》店先で話し込んだりせぬようにと喧《やかま》しく〉命じています。

ここで面白いのは、志賀が〈女中達も衛生思想からではなしに、我々の騒ぎ方に釣り込まれて、恐ろしがっている風だった〉と分析していることです。上流階級出身で高等教育を受けている志賀たちは、比較的感染症に対する知識を持ち〈衛生思想〉に基づいてスペイン風邪を怖がっています。それに対し、女中さんたちはそこまでリテラシーはなく、主人が怖がっているから怖いんだなと思っているのです。当時、階級によって、感染症への恐がり方に差があったことがうかがえます。

そこでひとつの事件が起きます。これは今と非常に似ているのですが、感染症が流行ってくると「三密」の中に入っていくのを我慢しないといけないという事態が起きます。〈我孫子では毎年十月中旬に町の青年会の催しで旅役者の一行を呼び、元の小学校の校庭に小屋掛《こやがけ》をして芝居興行をした。夜芝居で二日の興行であった〉

志賀は、こんなパンデミックの最中なのに、どうして芝居興行を中止にしないのかと疑問に感じ、不満をおぼえますが、娯楽の少ない当時、普段ずっと働いてくれている女中さんたちにとっては、この夜芝居は大変楽しみにしていたものでした。そこで志賀夫婦は〈今年だけは特別に禁じて、その代り感冒《かぜ》でもなくなったら東京の芝居を見せてやろう〉と相談します。女中さんたちのほうでも、石はきみに向かって「こんな日に芝居でも見に行ったら、誰でも屹度《きつと》風邪をひくわねえ」などと、志賀たちの意を汲んだような話もしていました。

ところが、どうも石は「薪《まき》がなくなった」と嘘をついて、家を出てこっそり夜芝居に行ってしまったようなのです。志賀が帰ってきた石を問い詰めると、石はやましい様子もなく、「芝居には参りません」と答えますが、まだ疑いは晴れません。やがて石の母親の話で、やはり石が芝居に行っていたことが判明します。

志賀の一連の作品をみればわかりますが、志賀にとって、「嘘をつく」ということは非常に重い「罪悪」です。これは暇を出すしかないと決めるのですが、奥さんから、狭い農村社会なので不始末をして暇を出されたという噂が広がったらかわいそうだ、と執《と》りなされて、石を呼び戻しました。

“自粛警察”の自分を描く

ところが、この夜芝居の一件から三週間ほど経ち、流行感冒もだいぶ下火になったと思われた頃、志賀自身がインフルエンザにかかってしまうのです。

ここで志賀は、〈三四百人の女工を使っている町の製糸工場では四人死んだというような噂が一段落ついた話として話されていた〉と書き残しています。これなども、我孫子付近における罹患率を考えるうえで、重要なデータたりえるでしょう。つまり女工さんたちの一％近くが死亡したという噂なのですが、これは京都や神戸など感染拡大が激しかったところでの致死率に近いものです。当時の製糸工場の女工さんは密な状態で暮らしていたので、これはおおむね正しい数値だろうと思います。このスペイン風邪は、体力のある健康な若い女性がかかっても、一％近い致死率がありました。

さて、ここで重要なのは、志賀が感染した状況です。〈私は気をゆるした〉と志賀が書いているように、流行がいったん収まったとき、油断で行動規制を緩めることが一番危ないことがわかります。

このころ、志賀家では、離れの周りに木を植えるため、〈毎日二三人植木屋がはいって居た〉のです。志賀も庭いじりが好きだったのでしょう、自ら植木屋さんに指示を出したり、〈力業の手伝い〉などもして、〈昼間は主に植木屋と一緒に暮していた〉と書いていいます。まさに濃厚接触です。〈私が寝た日から植木屋も皆来《みんな》なくなった〉とありますから、おそらく植木屋クラスターが生じて、みなインフルエンザに感染してしまったようです。

志賀の病状も書かれています。〈四十度近い熱は覚えて初めてだった。腰や足が無闇とだるくて閉口した。然《しか》し一日苦しんで、翌日になったら非常によくなった〉といいますから、比較的軽かったといえるでしょう。原敬もそうでしたが、大正七年の前流行のスペイン風邪の場合は、数日で解熱することも多くありました。

悪いことに、志賀の感冒は、奥さんにもうつってしまいます。家族への感染を避けるため、志賀の看病に、高いお金のかかる看護婦を雇いましたが、間に合わなかったのです。

看護婦といえば、小説家・随筆家の内田百閒《ひやっけん》も、このスペイン風邪で一家が床に伏しました。百閒は、烏森の眼鏡屋で金縁眼鏡を買ったら、そこの主人が〈はあはあ〉いっていて、スペイン風邪かな、と思ったら、〈果してその翌日から猛烈なインフルエンザの熱が出て、到頭四十度を越しただけでなく、家中の者がみな感染して大変なことになった〉のです（『実説艸平記《そうへいき》』）。

志賀は植木屋、百閒は眼鏡屋と、どちらも自分が誰からスペイン風邪をうつされたのか、明確な自覚があるのには、驚かされます。無症状で人にうつす新型コロナと異なり、スペイン風邪は、症状の出ている人が、生活のために無理に働いて人に感染させる傾向がありました。そのため、ある程度、誰からうつされたか、患者本人がある程度わかる病いであったのかもしれません。

百閒は高いお金を払って、看護婦を雇ったために、それが「借金雪だるま」の核になって、その後の百閒を襲いました。借金取りからのがれるためもあって、結局、百閒は、家を出ざるを得なくなり、幸せであった家庭を一度、失っています。

志賀家でも、看護婦が一人では手が足りません。そこで〈どうかして左枝子にうつしたくないと思って、東京からもう一人看護婦を頼んだ〉のです。しかし、女中のきみ、東京から来た看護婦はインフルエンザにかかってしまい、娘の左枝子にもうつってしまいました。

結局、志賀家で感染をまぬかれたのは、一度スペイン風邪にかかってから復帰していた看護婦と、夜芝居を観に行っていた石でした。二人は〈驚く程によく働いてくれた〉と志賀は書いています。

ここから得られる教訓は二つです。ひとつは、特に医療や看護の現場などで、一度感染症にかかって免疫を獲得した人の労働力がいかに重要かということです。罹患者を差別したり悪く言ったりするのが、いかに間違っているか。これは現在にも通じる教訓でしょう。

そして、もうひとつは全員は発症しないということです。あくまで私の推測にすぎませんが、石もすでにインフルエンザに感染し、免疫をもっていたのかもしれません。この時期ですと、軽症でわりと早く熱が下がっていることも多いので、無症状か軽症で我慢して働いているうちに治ってしまった、というケースではないかとも考えられるのです。

興味深いのは、この『流行感冒』という小説の中で、志賀直哉は自らを一種の〝自粛警察〟としても描いていることです。自粛を守らなかったからといって、一時は、石という女性の人生を大きく変えてしまいかねない解雇処分まで下そうとしました。ところが、あれほどうるさく言っていた自分自身が気の緩みから感染源となってしまい、一度は解雇しようとした石に助けられるという物語になっています。

志賀の感染症への警戒は、現在の私たちの目からすると理にかなっている点も多いのですが、当時の状況の中では、ときに性急に、自分の考えを周囲に押し付けている面もありました。それを志賀は怒鳴ったりする自分を冷静に分析して「言い過ぎたかな」と反省したりもしています。〝自粛警察〟だった自分の心にも、フェアにメスを入れるという作業がなされているので、小説の中に救いがあります。

この『流行感冒』が、雑誌『白樺』に発表されたのは、大正八（一九一九）年四月のことです。このタイミングも興味深くて、大正七年の秋に始まる「前流行」がちょうど収束しようとしている時期なのです。そして大正八年の冬以降、さらに致死率の高い「後流行」を迎えることになります。ですから、『白樺』で、この『流行感冒』をきちんと読んだ人は、芝居に行くのを避けたかもしれません。植木屋と大声で話さなくなったかもしれません。読者は、この小説でスペイン風邪に襲われたときの家内のありさまを知り、家族などにどんな注意を与えるべきかなど、実際の感染予防にも役立てることが出来たのではないでしょうか。

宮沢賢治の〝完璧な予防策〟

次に紹介したいのは、宮沢賢治のスペイン風邪体験です。といっても、実際に罹患したのは、賢治の妹のトシでした。賢治は大正七（一九一八）年の暮れから、翌年三月まで東京の病院で妹を看病し、花巻の実家の父に手紙で報告し続けます。妹の病状や治療の詳細が綴られた、患者史の観点からも、非常に重要な記録です。

まず最初の手紙は大正七年十二月二十七日付です。日本女子大学に在学中の妹、トシが高熱を出したということで、賢治は母親とともに花巻から上京します。そこで、東京の永楽病院に入院していたトシと会いました。この永楽病院は、前年の大正六（一九一七）年に東京帝国大学に移管されて、医科大学附属医院小石川分院となっていました。

トシは朝三十八度、夜三十九度という高熱で、喉を害していました。そこで、賢治は副院長と面会するのですが、〈熱の型はチブスに類する事〉と、病院側はチフスを疑って、チフス菌がないかを確かめる検査を繰り返すのです。十二月二十九日付の手紙でも、担当医となった二木謙三博士は、〈チブス菌は検出せられざりしも熱型によれば全くチブスなり。気管支より上部に病状あること。即ち肺炎なること。これは断言し得《うる》〉として、しばらく〈伝染室〉、チフス対策のための隔離病室にいるべきだと説明しています。

明らかに肺炎の症状があり、高い熱が出て、ずっと続いているとなると、スペイン風邪にかかったか、もしくは肺結核が伏在していると見立てをつけるのが普通だと思うのですが、結局、大正七年のうちは診断がちゃんとつかないまま、チフス用の病室に入れられていました。

賢治の手紙で、はっきりインフルエンザと診断されたことがわかるのは、年が明けて、大正八（一九一九）年一月四日付のものです。

三日に血液検査をした結果、〈腸チフスに非《あらざ》る事は明《あきらか》に相成り候〉。では、なぜ熱が出ているかというと、〈割合に頑固なるインフルインザ、及《および》肺尖の浸潤《しんじゅん》〉であろうというのです。この〈割合に頑固なる〉というのは賢治が父親に向けた説明で、医者は〈悪性なる〉という表現を使っています。それでは父が心配するだろうというので、この〈悪性〉とは単に治療に時間がかかるというくらいの意味だ、と賢治が補っています。

チフスではないとわかりましたが、医師は、いま病室を移すのはよろしくない、このまま伝染室にいて、熱が下がり、食事ができるようになったら退院するのがいいだろう、と言います。ある意味、誤診だったわけですが、結果として、この伝染室にとどめられたことは、トシにとって、また賢治にとっても幸いしたのではないかと思います。

というのは、トシが入院したのが感染力の強い腸チフス患者専用の病室であったために、当時、最先端の感染対策が行われていたからです。それがよくわかるのは、この手紙の最後です。

〈私共は病院より帰る際は予防着をぬぎ、スプレーにて消毒を受け帰宿後塩剝《えんポツ》にて咽喉を洗い候〉

塩剝とは、塩素酸カリウムのことです。火薬やマッチ、漂白剤や殺虫剤などの原料に使われますが、相当に強い酸化力があります。現在では消毒に使われることはないと思われますが、いずれにしても消毒にうがいと、徹底した感染対策が行われていたことは間違いありません。しかも、病室では予防着に着替えさせられている。これは基本的には今でも行われている感染防止策でしょう。ただし、この対策のなかに、手洗いが入っていないことも注目です。手に付着しているウイルスや菌が、口に入るリスクが高いと言われ始めたのは、もっと後年になってからのことでした。

賢治自身も日常的にかなり予防に気を配っています。これには花巻の父からの指示もあったようで、一月二十四日には、〈御詞《おことば》の通り（略）着物を沢山に着て帰宅仕《つかまつ》るべく候〉といい、〈帽子はかぶらぬ主義の人さえある〉ほどだから、買うまでのことはないと思うけれど、ご送付くだされるとのことなので、ありがたく〈かぶり歩き申すべく候〉と書き送っています。つまり、服を重ね着したり、帽子をかぶったりして寒さを避けろという父の言葉に従うというわけです。帽子は防寒だけでなく、髪や顔にウイルスが付着するのを防ぐことにもつながります。また一月二十七日付の手紙では、〈当地〔東京〕は感冒流行の噂は聞き候えども成程と思う様の事には未だ会わず候〉としながらも、〈往来には仁丹を少しずつ噛み、帰宿後は咽喉を灌《そそ》ぎ〉と注意を怠っていません。

トシは肺に結核が見つかり、三十七度五分以上の発熱がある状態がずっと続いていましたが、少しずつ回復していき、三月上旬、賢治とともに花巻に帰りました。

この宮沢賢治の書簡は、妹を献身的に看病する姿とともに、彼が徹底して行った予防対策の記録としても読まれるべきでしょう。偶然にも妹が肺結核と思われる病で、長期に隔離室に入院したことで、非常に科学知識の深い宮沢賢治が、当時としては完璧と思われる感染予防対策を行っていたのです。そのため、スペイン風邪の患者たちも入院していたトシの病室に足繁く通いながら、ついに罹患することがありませんでした。

帰郷したトシは、母校である花巻高等女学校で教鞭をとりますが、大正十（一九二一）年八月に結核で倒れ、翌年の十一月二十七日、二十四歳で永眠します。

〈けふのうちに
とほくへいつてしまふわたくしのいもうとよ

みぞれがふつておもてはへんにあかるいのだ
（あめゆじゆとてちてけんじや）〉

で始まる賢治の有名な詩『永訣の朝』は、トシの死の日に書かれたものでした。

斎藤茂吉 医師として患者として

賢治同様、スペイン風邪に関する書簡を残しているのが、大歌人で医師でもあった斎藤茂吉です。茂吉は大正六（一九一七）年、長崎医学専門学校教授となり、県立長崎病院精神科部長を兼任します。そして、大正九（一九二〇）年の一月にスペイン風邪に罹患し、一カ月以上床に臥します。いわゆる「後流行」です。

大正七年の秋からの「前流行」では日本の全人口の四割近くが罹患したのに対し、「後流行」は四％強と、かかった人数ははるかに少なかったけれど、「前流行」では患者千人のうち十二人強が命を落としたのに対し、「後流行」では五十三人弱と、なんと四倍以上も死亡率が高くなりました。

茂吉の手紙で、インフルエンザに言及しているものは、基本的には、彼が治癒してから知人に送ったものです。その多くは、自分と同じようにスペイン風邪にかかっている人への見舞状で、そこに患者としての体験を踏まえたアドバイスが記されています。医者と患者、両方の視点が感じられるのが、彼のインフルエンザ書簡の読みどころでしょう。

まず、茂吉の病状がうかがえる書簡を紹介します。大正九年二月十六日、杉浦翠子《すいこ》に送ったものですが、この杉浦翠子は福沢諭吉の婿となった福沢桃介の妹で、斎藤茂吉に師事した歌人でした。

〈拝啓あなたも流行性感冒になられ候よし、あつく御見舞い申あげます。ぼくもひどいめにあいました。一月九日の夜から発熱して、一昨日までかかりました〉

とありますから、二月十四日までかかったことがわかります。〈小供も妻も寝ましたが、今はよくなりました〉と、家族全員が罹患したことも書かれています。ちなみに、この〈小供〉とはエッセイストとして有名だった斎藤茂太さんのことです。

また、山形に住む長兄にあてた二月十三日の手紙では、お医者さんらしく、〈あの病気は熱が出れば、直《す》ぐ床に寝て、小便も大便も床でするようにし、心臓の薬をのみ、経過をみる方よろしく候。安静が第一の様に候〉と書き送っています。

インフルエンザにかかった患者がどうすればいいか、さらに詳しく記したのが、四月二十一日付で、『アララギ』の有力歌人である、山形在住の結城哀草果に送ったものです。

〈当専門学校の校長も流行感冒にて急に逝去し連日ごたごたいたし、今日葬式に御座候〉

とありますから、長崎医学専門学校でもかなりの犠牲が出ています。

そして、〈山形にもぽつぽつ流行のよしなるが〉、これは現在でも似た傾向がありますが、東京などの大都市圏から距離がある地域では流行が遅くやってきました。この「後流行」のインフルエンザウイルスは強毒化していますから、免疫の乏しい地方では大変な脅威だったのです。しかし、茂吉は自分がすでに克服していますから、〈あれは決して恐るるに足らず〉と強気です。

では、どう対処すればよいのでしょうか。

〈ただ、直接病人に近づかざること、近づくともマスク（手拭を口にあてる）にてよろしく、塩水にてウガイすること、熱があったら直ぐ臥床して絶対安静（大小便も便器でとる）大必要なることに候、この事は村の人にも御注意下されたく候〉

これが医師であり患者でもあった茂吉の処方です。ワクチンもタミフルもない時代のインフルエンザ対策は、ここに尽きるといえるでしょう。それは、やはりワクチンも治療薬もまだ開発されていない新型コロナウイルスへの対処法とも、当然、重なってきます。

最後に、茂吉が後遺症のつらさを記した書簡を紹介しましょう。二月十六日付、久保田俊彦宛のものですが、この久保田俊彦とは、茂吉のライバルであり『アララギ』の盟友でもあった島木赤彦のことです。

〈一昨日より全く床を離れ、昨日理髪せり、今日朝からかかりて選歌し、未だ疲労ひどし〉

病気が治ってすぐに、赤彦に手紙を書いています。

〈下熱後の衰弱と、肺炎のあとが、なかなか回復せず、いまだ朝一時間ぐらいセキ、痰が出てて困る。東京の家にも重かった事話さず、ただ心配させるのみなればなり〉

朝、気温が上がらないうちは気管が収縮しますので、詰まりやすくなるわけです。体が温まって気温が上がる昼にならないと、咳が止まらないということがわかります。東京の実家にも知らせなかったことを、島木赤彦には伝えていました。茂吉にとって、東京の家族は養子に入った先にすぎず、心の距離も遠そうです。スペイン風邪が斎藤の家族関係の心理的内情を暴き出しています。

このときの肺炎は後を引いて、茂吉は六月に喀血し、長崎病院に入院を余儀なくされました。その後、七月には退院しますが、長引いて九州各地を転地療養しています。やはり肺炎の後遺症は怖いのです。

荷風は二度かかった？

最後に永井荷風の有名な日記『断腸亭日乗』をみてみましょう。大正六（一九一七）年九月十六日から、昭和三十四（一九五九）年四月二十九日、死の前日まで書き継がれ、当時の世相をあらわすものとして、また日本人の精神史として引用されることの多い日記です。

荷風のスペイン風邪体験が目を引くのは、大正七（一九一八）年十一月と、大正九（一九二〇）年一月の二回、インフルエンザの罹患が疑われる記述があることです。スペイン風邪に二度かかるなどということが本当にあるのでしょうか？　実際に日記を読みながら検討していきたいと思います。

『断腸亭日乗』にスペイン風邪が姿をあらわすのが、大正七年の十一月十一日、「前流行」の始まりのころです。

〈昨夜日本橋倶楽部、会場吹はらしにて、暖炉の設備なく寒かりし為、忽《たちまち》風邪ひきしに

や、筋骨軽痛を覚ゆ。体温は平熱なれど目下流行感冒猖獗の折から、用心にしくはなしと夜具敷延《しきの》べて臥す〉

すでに世間では流行感冒が蔓延していることが記されています。それでも荷風は清元の会に行き、日本橋倶楽部で「落人」を語っています。しかも会場は寒風が吹きさらし、暖房もありません。「落人も見るかや野辺に若草の……」と一段語って戻ってくると、体調がおかしくなっていました。ここで注目なのが〈筋骨軽痛を覚〉えるというくだりです。筋肉痛や強いだるさは、インフルエンザが疑われます。ただし熱は出ていません。

荷風という人は戦後まで生きて、八十歳近くまで長生きするのですが、非常に自分の体調に敏感です。だから、熱が出ないうちから、早めに床を取っています。不養生に不摂生がたたって、早死にした作家も多いなか、荷風が第二次大戦後も、ずっと長く生きられた要因のひとつは、この無理をしない行動パターンにあるのでしょう。

ここから〈猶《なお》病床に在り〉（十三日）、〈風邪未痊《いまだい》えず〉（十四日）、〈欧洲戦争休戦の祝日なり。門前何とはなく人の往来繁し。猶病床に在り〉（十六日）と数日にわたって寝込んでいます。

もうひとつ、ここで注目したいのが〈欧洲戦争休戦の祝日〉で人が大勢出ていた、という記述です。この五日後、二十一日の日記にも、〈欧洲戦争平定の祝日なりとて、市中甚《はなは》雑遝《だざつとう》せり。日比谷公園外にて浅葱《あさぎ》色の仕事着きたる職工幾組とも知れず、隊をなし練り行くを見る〉と書かれています。第六章で紹介した京都の少女の日記にも、提灯行列のことが記されていましたが、こうした、第一次世界大戦が終わったことを祝するお祭り騒ぎが各地で行われ、スペイン風邪はさらに広がったといえるでしょう。さらにいえば、荷風が、工場労働者たちが集まって練り歩いている様子を目撃して、〈吾国下層社会の生活の変化せし事〉に思いをはせているのも、時代観察者としての鋭さを感じます。

このとき引っ越しを考えていた荷風は、家を売る手続きや、書画の整理、原稿の執筆、お稽古事に忙しい日々を過ごしますが、十一月二十八日には〈蔵書を取片付くる中突然悪寒をおぼえ、驚いて蓐中《じょくちゅう》に臥す〉とまたぶり返しています。翌二十九日も〈終日病床に在り〉、三十日も〈余風労未《いま》だ癒えず服薬横臥〉。そして十二月一日は〈体温平生に復したれど用心して起き出でず〉。この用心深さが荷風の真骨頂だと思います。さらに二十一日、〈頭痛甚しけれど体温平生に復す〉まで、断続的に風邪の記述が続くのです。もっとも荷風らしく、妓と遊ぶ記述も断続的に続くのですが……。

さて、この一回目の「風邪」はインフルエンザだったのでしょうか？　筋肉痛という症状や、一カ月あまり体調不良がみられることなど、その疑いはかなり高いと思われます。

しかし、後で詳しく述べるように、荷風は、大正九年、今度は間違いなくスペイン風邪にかかっています。このときは非常に重症で、荷風自身、死を意識したほどでした。

この二回の荷風の罹患について、診断書などが残されていれば医学的にも検討できるのですが、残念ながら、ここでは日記の記述に頼るほかありません。

そこで一般論になりますが、私たちが考えておかねばならないのは、同じ感染症に二度かかる可能性もあり得るということです。スペイン風邪の場合、「前流行」時と「後流行」時ではウイルスが変異していた可能性も指摘されています。またインフルエンザの場合、抗体の持続期間は、個人差、ウイルスによる差はありますが、おおよそ半年から一年とされています。荷風が大正七年と九年の二回、スペイン風邪に襲われた可能性は十分に考えられます。

今回の新型コロナウイルスでも、イギリスなどでは最初、集団免疫論の立場から、ある程度、感染拡大を放置して、みんなが免疫を獲得することで終息させようとしました。これは古い免疫学の考え方を前提にしているとの批判がありました。一度かかったからといって長期免疫が確実に獲得できる保証はありません。今回のコロナは新型のウイルスです。人間がどんな免疫獲得の状況になるのか、わかったものではないのです。元・日本免疫学会会長で大阪大学免疫学フロンティア研究センターの宮坂昌之招聘教授が、たびたび指摘されているように、とかく、免疫のありようは複雑で、ワクチン開発も、急ぎすぎてはいけません。また、ワクチンに期待しすぎてもいけません。ワクチンにはリスクもあります。

集団免疫論を素朴に信じようとする学者も、いないわけではありませんが、武漢でも罹患したのは、市の全人口のうち約一%に過ぎません。クルーズ船でも乗客・乗員の感染率は一九%でした。集団免疫獲得に必要な感染者の割合は国家人口の四割ともいわれていますが、新型コロナ感染症に「ちゃんと」かかり、免疫を得られるという前提自体が、まずおかしいと気づかねばなりません。

ウイルスの正体も分からない段階で、免疫が安定的に長く獲得できるという前提はもっとあやふやだ、というのが、私の考えです。あやふやな前提を政策の基盤にするのは危険です。さらには新型の感染症では、一度罹患したからといって完全な抗体が得られるとは限らず、抗体が消滅することもしばしば起こります。

逆に交差免疫といって、その病気のウイルスに感染していないのに、類似のウイルスに過去に感染したり、さらされたりしたことから、ある程度の抵抗力をもつこともあります。また、同じように病気にかかっても、人によって抗体の強弱や持続する期間は異なります。

我々の「免疫」は、まだまだ謎が多く、とにかく、はっきりしたものではないのです。それなのに政策として集団免疫を目指すというのは、論理的にも危ういのです。ですから、「集団免疫」で知られるスウェーデンでも、当初の対策の転換を行って、今では五十人以上の集会禁止や、介護施設への訪問制限など、むしろ日本より厳しい行動規制を行っています。

完全な免疫が得られるかどうか分からない、ワクチンもまだ完成していない状態で、我々はどうしたらよいのでしょうか。結論的には、ドイツが提唱して行っているように、病院のキャパシティを超えないように留意して、ワクチン開発まで経済活動を活発化しては制限して止め、またゆるめては活発化させるほかありません。経済か感染抑止かの二者択一ではなく、緩和と制限を繰り返しながら、弱毒化・ワクチン開発・症状緩和の技術開発まで、しのいでいくほかありません。そうしながら、感染率、致死率や重症化率を下げていきます。通常のインフルエンザに近い死亡率の状態にまでもっていったところで、制限がすべて解除されるという終息までのロードマップがみえてきます。

結局は、このような現実的な対応になっていくように感じられます。人類がウイルスに暴露されるうちには、なんらかの体内の免疫機構の働きもあって、感染も下火になってくるでしょう。新型コロナウイルスは変異しながら風邪のようになって、この人類のなかに残っていく可能性も高そうです。

「ありてかひなき命」

そこで荷風の事例に戻りましょう。

大正九（一九二〇）年一月十二日、〈夕餉《ゆうげ》の後忽然《こつぜん》悪寒を覚え寝につく。目下流行の感冒に染みしなるべし〉。自分の体調に敏感な荷風は、医師の診断を受ける前にもうスペイン風邪だと直感しています。翌日には〈体温四十度に昇る〉。十四日には、なじみのお房という女性のお姉さんが来て、〈余の病を看護す〉。十五日、大石という医師が〈診察に来ること朝夕二回に及ぶ〉。十六日には〈熱去らず。昏々《こんこん》として眠を貪る〉と予断を許さない状況が続いています。

そしてついには、十九日、〈病床万一の事を慮《おもんぱか》りて遺書をしたたむ〉に至りました。

荷風という人は徹底した文字の人です。これだけの重症でも、日記を書こうとしたり、ちょっとでもよくなると本を読もうとしています。それでも、この十日間ほどは、日記もほとんど一日一行ほどしか書かれていません。それだけ病状が重かったのです。

それが快方に向かうのは、二十一日です。大石医師が〈最早気遣《きづか》ふに及ばず〉という。その翌日、荷風は次のように記します。

〈悪熱次第に去る。目下流行の風邪に罹《かか》るもの多く死する由。余は不思議にもありてかひなき命を取り留めたり〉

この「在りて甲斐なき命」、生きていても仕方のない命だけど、とりとめることができた、という言葉に、荷風の死生観が凝縮されているように思います。病気はすべてを暴き出します。「在りて甲斐なき命」が、荷風の底に流れる死生観だったのでしょう。

永井家は、代々尾張藩に仕え、帯刀を許された家で、父の久一郎は長く維新政府の官僚をつとめ、日本郵船の上海支店長、横浜支店長を歴任しています。その嫡男として生まれた荷風は、歌舞伎座の座付作者になろうとしたり、落語家に弟子入りしたりして、そうした家と違った生き方をしようとしてきました。私の解釈ですが、「在りて甲斐なき」というのは、永井の家にとって何の甲斐もない、役に立てないという意味が込められているのではないでしょうか。

そうした家の重みをうかがわせるのが、一月二十五日、たった一行の記述です。

〈母上余の病軽からざるを知り見舞に来らる〉

もしかすると十九日に書いた遺書が、永井の実家にも届き、お母さんが慌ててやってきたのかもしれません。

放蕩の長男の重い病を聞きつけてきた母と、一時は死を覚悟し、「在りて甲斐なき命」を取り留めた息子。『断腸亭日乗』の記述はわずか数行ですが、この浩瀚《こうかん》な日記のクライマックスのひとつではないかと思えてきます。


このように個々の人間が、感染症という巨大な現象といかに対峙するかを考えるとき、ミクロ・ヒストリーとマクロ・ヒストリーの相互の連環において捉えていく必要があります。書簡や日記など、個人の残したミクロな記録からは、マクロ・ヒストリーからは見えてこない、クラスターの発生の仕方や後遺症の恐ろしさ、本当に有効な予防策、免疫の問題など、さまざまな教訓を発見することが可能です。そして、患者は誰もが一人一人固有のストーリーを生きています。感染の大波の前に呑み込まれてしまいがちな個々人の人生

や心や「いのちの輝き」が、病気の波に洗われて、姿をあらわしていることに、あらため
て気づかされます。

第九章　歴史人口学は「命」の学問

――わが師・速水融のことども

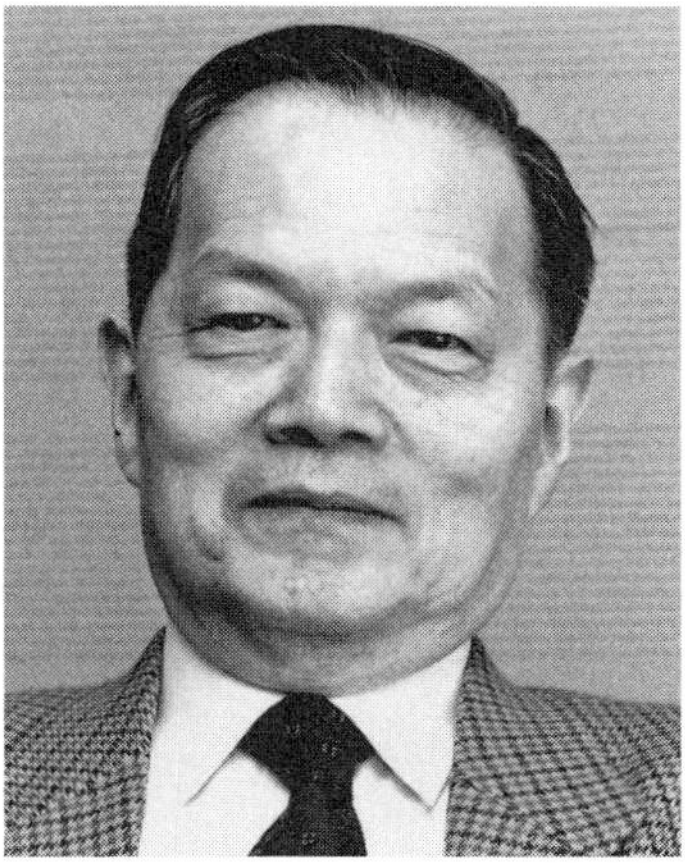

日本に「歴史人口学」を導入した速水融氏

数字の向こう側に

最後に、古文書や歴史学の研究者である私が、なぜ、これほどまでに感染症の歴史にかかわったのかについて、述べておきたいのです。それには「歴史人口学」という私が大学の学部・院生時代に学んだ学問と、その泰斗であった恩師の故・速水融《あきら》（一九二九〜二〇一九）の話をしなければなりません。

この本で幾度も参照した『日本を襲ったスペイン・インフルエンザ』の著者、速水融先生は、経済史研究に数量史料の利用を積極的に取り入れ、日本に「歴史人口学」を導入したことで、「宗門改帳《あらためちょう》」から個人や家族のライフ・ヒストリーを追う、という新しい歴史分野を開拓しました。

「数量史料を駆使した」というと、一見、人間の営みを数字に置き換える学問のようにも思われるかもしれません。しかし、速水先生の学問はそうではありませんでした。むしろ、数字の向こう側に浮かび上がってくる人々の生活や社会のありように視線を届けようとするものでもあったのです。たとえば、本書で紹介した『日本を襲ったスペイン・インフルエンザ』で、当時の新聞報道などを丹念に追いかけ、巨大な流行のなかで犠牲になった人々のありようを掘り起こしていったことにも、その一端がうかがえます。

そもそも人口とは、その時代にどれだけの人々が生き延びることが出来たか、人生をまっとうすることが出来たかをあらわす指標でもあります。その意味で、速水人口学は「命の学問」でもあったといえるでしょう。

衝撃の書との出会い

速水先生との出会いがなければ、私の学問人生はありませんでした。私の歴史家としての方向性を決める上で、最も影響を受けた人物です。

先生のことを知ったのは、私がまだ高校生の頃のことでした。今でも鮮明に覚えています。高校三年の三月、高校の制服を着て、地元の岡山大学の図書館を訪れました。当時、私は歴史を専攻することははっきりしていても、どの時代にするかは決めかねていて、受験を終えたところで早速、大学の図書館に向かったのです。

ところが、入口で「高校生の利用は許可していない」と言われてしまい、落胆していると、あまりに可哀そうだと思ってくれたのでしょう。職員の方が「利用」はダメですが、「見学」ならいいですよ、と言ってくれました。それで図書館に入り、別に職員がついて来るわけでもなく、一人で書架の前に行きました。

書架にある歴史書の題名を一つずつ見始めました。旧制第六高等学校時代から集められた岡山大学の蔵書は見事で、いろいろな学者の著作がありました。

網野善彦や安良城盛昭《あらきもりあき》など、すでに読んだことがある学者の本も並ぶなかで、〝異色の一冊〟が眼に飛び込んできました。『近世農村の歴史人口学的研究——信州諏訪地方の宗門改帳分析』（東洋経済新報社）という本で、著者名は「速水融」とありました。

どうしても中身が気になりました。しかし、書架の本を開けてしまえば、「見学」ではなく「利用」となってしまいます。でも我慢できません。京都府立大学の合格は決まっていたので、「あと二十日もすれば〝大学生〟だから」と、周りをキョロキョロ見回しながら、ついつい本を開いてしまったのです。

驚きました！「江戸時代の庶民の暮らし」がテーマなのに、生物学の教科書でしか見たことがないような「生存曲線」（ある種の生物の生活史において、時間経過に従って個体数がどのように減ってゆくかをグラフ化したもの）が描かれていたからです。一九七三年の初版刊行から十六年近くも経っていたのにあまりに斬新で、衝撃を受けました。あの頃〝歴史の本〟と言えば、マルクス主義の革命目的史か、無味乾燥な制度史研究ばかり。「宗門改帳」から「農民の結婚年齢」や「平均寿命」といった〝数字〟をコツコツ導き出すなんて尋常ではありません。「なんて学者だ！」と思いました。〝数字〟が出せるということは、時間や空間が異なる社会との比較も可能になります。その圧倒的な革新性は、高校生の私にも分かりました。

速水史学の「二系列説」

それで『日本経済史への視角』（東洋経済新報社）や『日本における経済社会の展開』（慶応通信）といった速水先生の他の本も読んでみたところ、これまた圧倒されました。当時、主流だったマルクス主義の歴史学は、「封建社会→工業化→資本主義→共産主義」という「発展段階論」を唱えていました。非マルクス主義的な歴史学にしても、最終地点に違いはあるにせよ、結局、同じような「単線的な進化論」を前提としていました。これに対し、速水先生の本は、人類が通る経済発展の道筋を「一つの系列」ではなく、「二つの系列」で描いていたのです。

速水先生の「二系列説」は、『諸君！』一九六九年八月号に発表された「新しい世界史像への挑戦」という論文で詳細に論じられています。

これによると、「第一系列」とは、エジプト、インド、中国など、「単線説」で言う「古代社会の経験が特徴的な社会」のことです。この社会は、いわゆる「古代文明」の終焉とともに〝化石化〟現象を起こし、ごく最近まで〝冬眠状態〟を続け、ようやく二十世紀、とくに大部分はその後半に入ってから「近代化」への胎動を始めました。〝政治優先〟で、強大な権力をもった少数の指導者によって進められるのが、「第一系列の近代化」の特徴です。

「第二系列」とは、西欧や日本など、「単線説」で言う「封建制→資本主義を経験した社会」のことです。「第一系列」の「古代文明」が花咲いた時期には文化らしい文化をもたず、むしろ〝蛮族〟〝夷狄《いてき》〟とみなされていましたが、「第一系列」の社会や文化との接触が深まるにつれて、社会自身に一つの変化が生じ、いわゆる「中世封建社会」をつくりだし、やがてその「封建社会」の内部で「封建社会」を否定する要因、とくに〝経済的要因〟が形成され、いち早く「近代化」が始まりました。多くの場合、その移行は「市民革命」を経て行われ、その結果もたらされた「資本主義経済」と「議会制民主主義」のセットが、「第二系列の近代化」の特徴になっています。

要するに、「古代文明（第一系列）」と「古代文明の周縁＝中世封建社会（第二系列）」という二系列で歴史を捉える見方で、「オリエント―西欧の関係」と「中国―日本の関係」には似たところがある、ということです。これには、「西欧と日本の平行進化」を唱えた梅棹忠夫の『文明の生態史観』（中央公論新社）の影響もあったように思います。

こんなふうに、社会と経済の歴史全体を〝まるごと〟しかも〝長期〟で捉えるところに、他の日本の歴史家にはないスケールの大きさを感じました。

京都と慶應で〝行き違い〟

「ぜひとも速水先生に教えを乞いたい」と、京都府立大学に在籍しながら受験勉強をして、一九九〇年に慶應義塾大学に入りました。

ところが、慶應に入ってみると、肝心の速水先生がいない！

速水先生は、私がちょうど受験勉強に邁進《まいしん》していた八九年九月に、慶應大学経済学部長を退任し、十月に、現在、私が勤めている京都の国際日本文化研究センター（日文研）教授に就任していたのです。

つまり、先生が〝慶應から京都に〟移ったまさにその時に、私はちょうど反対に、〝京都から慶應に〟来てしまったわけです。

もうガッカリです。どうしようかと、しばらく途方に暮れました。

しかしある時、朗報が入ってきました。速水先生は、京都には通っているけれど、慶應の研究棟地下に先生の研究室がまだ残っているらしい、と。後から知ったことですが、日文研はまだ創設まもなくて、研究室の建物も未完成で、先生も東京にいる時間の方が多かったそうです。

歴史人口学は、大きな研究室を必要とします。扱うデータが膨大で、人海戦術で研究を進めるからです。その頃はまだ、日文研にスペースを確保できていなかったわけです。

慶應には、後に私の指導教官になる近世日朝関係史の田代和生《かずい》先生がいらっしゃって、部屋がつながっているので、「田代先生の部屋に行けば、速水先生に会える」と分かりました。

すぐに田代先生のところへ行き、「速水先生に学びたくて慶應に入り直したんですが、お会いできるでしょうか」とうかがうと、「一緒においで」と。扉を開けたら、そこに速水先生がいて、ソファーに座ってコーヒーを啜《すす》っておられました。

「この子は、どうしても速水先生に学びたくて京都の大学を辞めて慶應に入ったのに、〝行き違い〟になったらしいです」と、田代先生が紹介してくださいました。

　すると速水先生は、じーっと私の顔を見て、こう言われました。

「出たばかりの僕の本があある」と先生は『近世濃尾地方の人口・経済・社会』（創文社）を差し出され、「これ、買うか？　署名を間違えて、自分の著者近影の頁をちぎったのが一冊ある。これなら安く売ってあげるよ」と私に売りつけようとするのです。私は、「先生のお顔はここで見たらわかるので、内容があるだけで良いです」と買い取って、先生が大笑いされたというのが、速水先生との最初の出会いでした。

　それからしばらく経って、先生が「今度、日文研で、宗門人別帳の古文書を全国各地で集める大きな研究プロジェクトを始める」とおっしゃいました。「古文書なら、すいすい読めますから、お手伝いします」と答えると、「おお、ありがとう。じゃあ、東京と京都の往復の新幹線代を出すから京都へおいで」となりました。

　それで京都の研究室を訪ねると、先生がいきなり扉を指さして、「これなんて書いてあるか分かるか?」と言います。横文字が書いてあって、「分かりません」とこたえると、『この門をくぐる者、すべての望みを捨てよ』というダンテの『神曲　地獄篇』の有名な一句だ」と。私は、地獄へなんか行きたくなかったので、「なぜ、こんな一句が?」と尋ねると、「歴史人口学の調査研究は本当に地味なもので、若い人は一年や二年ですぐに成果が出るようなものを好むけれど、そういうものではないからだ」と、先生はエヘン顔です。

実際、歴史人口学の研究室というのは、アニメーションの制作現場のようなもので、下働きの作業が膨大で、勤勉な人にしか務まりません。「大変なところへ来てしまった」と思っても、もう帰るわけにはいかない。相撲部屋に入るような気分でした。

結局その後、学部時代から博士課程まで十年近く、古文書を求めて全国各地を歩き回りました。

ただ先生は、こうも言ってくれました。「『宗門人別帳』が第一の目的だが、少しぐらいなら、君の研究に役立つ史料も写真に撮って帰ってもいいぞ」。

速水先生や先輩たちは、主に「農民」や「商人」の史料を集めていて、「武士」の研究者はあまりいませんでした。そこで私は、「武士」の家族形態や生活形態がわかる史料も集めていき、これが、後に「近世大名家臣団の社会構造」という私の博士論文にもつながりました。このプロジェクトを通じて、数字で細かく詰めていくという緻密な学問の進め方を速水先生から教わりました。私の『武士の家計簿』（新潮新書）も、まさにこの手法にならったものです。

速水先生を生んだ家系

速水融の「庶民の生活史への関心」や「統計的史料へのこだわり」はどこから来るのか、と考えると、やはり家系が大きく影響しているように思います。

速水先生は学者一家の出です。父は速水敬二という哲学者で、敬二の兄は、農業経済学者の東畑《とうはた》精一です（敬二は養子に出たので速水姓）。二人の弟にあたる東畑四郎は、農林事務次官を務め、妹・喜美子は、哲学者の三木清に嫁いでいます（ちなみに一九四五年九月に三木清獄死の連絡を受けて、豊多摩刑務所に親族を代表して最初に確認に行ったのは当時十五歳だった速水先生です）。

そうした家庭環境で、戦争末期、速水家が母の実家である熊野地方に疎開するなかで、東京で勤労動員された速水先生は、伯父の東畑精一の家に寄宿していました。

その家には、近衛文麿のブレーン組織「昭和研究会」の重鎮だった矢部貞治や蠟山政道などが頻繁に来て、「この戦争も必ず終わるから、その後、日本をどう立て直すか、数字で計算して、占領軍が来たらすぐに提案して取りかからないといけない」などと密談していたそうです。それで先生も『ここに座って、お前も聞け。この戦争もまもなく終わるから、犬死だけはするな』と言われた」そうです。

緻密な統計へのこだわりというのは、やはりこういう環境が大きかったのでしょう。

一九四五年四月、都立一中（後の日比谷高校）――同級生には経済学者の宇沢弘文氏や元文藝春秋社長の田中健五氏がいました――から、普通は官立学校を目指すところ、戦争末期の混乱で浪人ができず、先生は、やむをえず（ただし慶應にとっては幸いなことに）慶應大学の経済学部に入学し、西洋経済史を学びます。

そして一九五〇年九月、慶應を卒業すると、渋沢敬三が創設した日本常民文化研究所の研究員になり、先生は全国の漁村の史料調査を行うことになります。

“二人の天才”

ここで先生は〝二人の天才〟と遭遇します。よく私にも彼らの話を懐かしそうにしていました。

まず、網野善彦さんです。お二人は、学問の立脚点は違うのに、生涯、仲は良かったように見えました。網野先生も、もうお亡くなりになって久しいのですが、いかにも頭脳派といった感じで、若い私には、そのたたずまいが「鋭いタカ」のようにみえました。

網野さんは、速水先生のような統計主義はとりませんでしたが、王侯貴族や政治家・軍人などを主に分析する政治外交史ではなく、仏アナール学派のような、社会全体を〝まるごと〟捉える歴史叙述を目指していた点では、先生と共通していました。

もう一人は、宮本常一さんです。宮本さんは、異色の経歴の持ち主のようでした。理屈っぽい、どっぷりアカデミズムにつかった学問ではなく、〝地を歩いて史料を集める宮本常一の迫力〟については、よく聞かされました。民俗学者はかくあらねばならぬ、というお手本を宮本さんに見ておられたと思います。宮本さんの地方調査は何しろ年季が入っていて、「リュックサックに棒を立て、洗濯物を翻《ひるがえ》して歩く姿は絵になったよ」といっていました。

先生は、歴史人口学の課題について、時折、こう漏らされました。「もちろん統計は大事だが、数字になるものだけを見て、その数字から本来読み取るべき有機的な生活のありように、若い研究者が目を向けないようになったら困るな」。自分がやろうとしている「歴史人口学（デモグラフィー）」は、「民勢学」であって、単に歴史を数量化するものではない、というのです。宮本さんとの出会いは、先生にとってかけがえのないものだったと思います。

「勤勉革命」を提唱

速水先生は、「勤勉革命（industrious revolution）」論でも世界的に知られています。江戸期の濃尾地方の史料を見ると、家畜は減少しているのに人口は増加しています。それはなぜかという疑問を手掛かりに、江戸時代の経済社会の特徴を考えていかれました。「労働節約型の生産性向上」だった「産業革命（industrial revolution）」と対照的に、江戸期日本の農村部では、「労働集約型の生産性向上」、すなわち「勤勉革命」が生じたのではないか、というのが先生の結論でした。

これには、「直系家族」という日本の家族形態が大きく関わっています。一般に「直系家族社会」は、識字率や教育水準が高く、勤勉だからです。さらに兵農分離で都市は大きくなり、定額制の年貢なので、農村部にも富が残り、社会全体に富を蓄積しようという動機が生まれました。こうした化石燃料を使わない「プロト工業化」によって、江戸時代にすでに「経済社会」が誕生していた、というのが速水説です。

「誰もが経済合理性にもとづいて行動する」と考えがちですが、そうではありません。速水先生はこう言っていました。「磯田君、インドへ行ってみたら分かるよ。人は経済合理的には行動していない。伝統や慣習や宗教にもとづいて生きている」と。「第一系列」の社会は、自発的な経済合理化や近代化が難しく、権威主義的な政治で上から引っ張らないと工業化も難しいわけです。

これに対し、「第二系列」の日本の場合、農奴は存在せず、独立自営の傾向の強い、小百姓の家族農業が自《おの》ずと盛んになり、「経済社会」が自発的にでき上がりました。明治以降の日本の近代化の土台は、すでに江戸時代に培われていたわけです。こうして先生は、単に〝前近代〟として扱われてきた「江戸時代」のイメージを大きく塗り替えました。

ある時、速水先生が目を爛々《らんらん》と輝かせて、「磯田君！　こんな本があるんだ！」と、分厚い本を振り回してきたことがありました。それがエマニュエル・トッドさんの『新ヨーロッパ大全』（藤原書店）でした。この本を見つけた時の興奮ぶりは直接目撃して、よく覚えています。

速水先生の言葉を借りれば、この本は、「西側ヨーロッパ全域を構成する十六カ国を四百八十三の地理的単位に分け、国境を取り払ったこの単位ごとに観察を行うことにより、一国内の差異を、ヨーロッパ内の特徴として」捉えました。この手法で近代ヨーロッパ五百年史を捉え直し、百年やそこらでは変わらない、家族制度・宗教・民族といった「人類学的基底」を地図で示し、「ヨーロッパは一つ」ではなく、その多様性を初めて明らかにしたのです。

この本に出会ってすぐに「明治期の統計を用いれば、日本の多様性も明らかにできるはず」と思うところが速水先生です。さっそく、一八八一（明治十四）年の『日本全国人口表』の郡区別の「平均世帯規模」の数値を用いて地図をつくり、日本の多様性――例えば東北日本では世帯規模が大きい――を明らかにしました。網野善彦さんも『東と西の語る日本の歴史』（講談社学術文庫）という著作があるように、こうした多様性に関心をもっていましたが、それを数値と地図で端的に示すのが、速水史学の特徴でした。

晩年に取り組んだ感染症研究

二〇〇〇年に七十一歳で「文化功労者」になった後も、そして二〇〇九年に「文化勲章」を受章した後も、先生の研究意欲は衰えませんでした。晩年始めたのは、感染症の歴史研究、とくにスペイン・インフルエンザ（スペイン風邪）の分析でした。鳥インフルエンザなどが脅威となるなかで、人口の数％も殺した感染症の歴史を研究することは、戦争による死者を減らすのと同じくらい重要だと思われていたのでしょう。

先生が、このスペイン・インフルエンザ研究を開始されていたとき、私は茨城大学助教授になって水戸に赴任していました。この研究も手伝ってさしあげたかったのですが、東京にいられる時間が短く、ままなりませんでした。ただ、ひとつだけ手伝いました。先生は徹底して、スペイン・インフルエンザ流行時の新聞記事を全国くまなく集めていました。膨大な量で、研究室の書架に、北海道から沖縄までその新聞記事のコピーのファイルを並べるのも一苦労のようでしたので、それを、ちらちら拾い読みしながら、私がならべていったのを憶えています。先生は、当時の患者のカルテも調べようとしていたようで、今回の新型コロナで、医学系の有識者にお会いしたときに、「そういえば磯田さん。速水先生が以前、うちに調査にこられましたよ」といわれて、そんなところまで、あのご老体で調査にいかれていたのか、と、驚いたことがあります。

　その成果が、本書でも取り上げた『日本を襲ったスペイン・インフルエンザ』です。一九一八〜二〇年に大流行した当時の新型インフルエンザだった「スペイン風邪」が、日本本土で、関東大震災の四倍以上、四十五万人もの死者を出した〝歴史的な大事件〟であることを示し、その詳細を初めて明らかにしたのです。統計だけでなく、当時の各地の膨大な新聞記事を集めたことは前にも触れましたが、それによって、具体的な感染経路や、学校や兵営が流行の拠点──今でいうクラスター──になったことまで明らかにしていきました。「速水史学」は、最初は〝欧米の最新歴史学の日本化〟でしたが、最後は、こういう形でオリジナルな展開を見せたのです。

　残念なことに速水先生は、二〇一九年十二月四日、九十歳で帰らぬ人となりました。肺炎でした。「磯田君。ぼくなんか、循環器をわずらったから、新型インフルエンザなんかきたら、一番あぶないよ。最後は肺炎がこわい」。先生は、以前、そうおっしゃったことがありました。鋭い分析家であっただけに、「予言どおりの死だ」としんみりしました。

先生は、あれほど新型のウイルス感染症の研究をなさったのに、新型コロナのこの事態をまったく知らずに旅立ちました。今となっては叶いませんが、先生にぜひとも聞いておきたかったことがあります。

今日、中国やインドなど「第一系列（旧古代文明）」の社会が台頭し、「第二系列」の社会が生み出してきた「自由」「人権」「民主主義」「情報公開」などが富をもたらし、社会を強くするといったことは、無邪気には信じられない時代になりました。ITやAIの技術が急速に発展するなかで、〝人権コスト〟のかからない「第一系列」的な「権威主義的体制」の方がむしろ効率的なのではないか、とも思わせてしまう状況です。「自由か管理か」という問題は、今回の新型コロナウイルス対策においても、重要なテーマのひとつとして様々に論じられています。

こうした新たな歴史局面を速水先生ならどう見るのか。「二系列説」をどうバージョンアップさせるのか。生きておられれば、文藝春秋か藤原書店で、先生と対談でもできたでしょうが、もはや、答えを直接伺うことはできません。新型コロナによって、米国と中国の対立があらわになり、世界の政治経済体制の変化が加速するなかで、政体・経済制度・自由・人権の問題をどう考えるか。残された私にとって〝大きな課題〟となっています。

磯田道史（いそだ みちふみ）

1970年岡山県生まれ。国際日本文化研究センター准教授。慶應義塾大学大学院文学研究科博士課程修了。博士（史学）。著書に『無私の日本人』（文春文庫）、『近世大名家臣団の社会構造』（文春学藝ライブラリー）、『天災から日本史を読みなおす』（中公新書）など多数。

文春新書

1279

感染症《かんせんしょう》の日本史《にほんし》

2020年9月20日　第1刷発行

著　者　磯田道史
発行者　大松芳男
発行所　株式会社 文藝春秋

〒102-8008　東京都千代田区紀尾井町3-23
電話（03）3265-1211（代表）

印刷所　理想社
付物印刷　大日本印刷
製本所　大口製本

定価はカバーに表示してあります。
万一、落丁・乱丁の場合は小社製作部宛お送り下さい。
送料小社負担でお取替え致します。

ISBN978-4-16-661279-6